自力で血圧を下げる30の法則

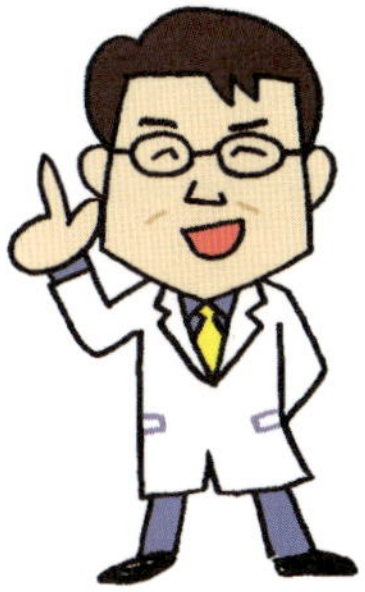

国立循環器病研究センター
岩嶋義雄

宝島社

〈 プロローグ 〉
マンガで知る高血圧

血圧を上げない
健康生活を習慣にしよう！

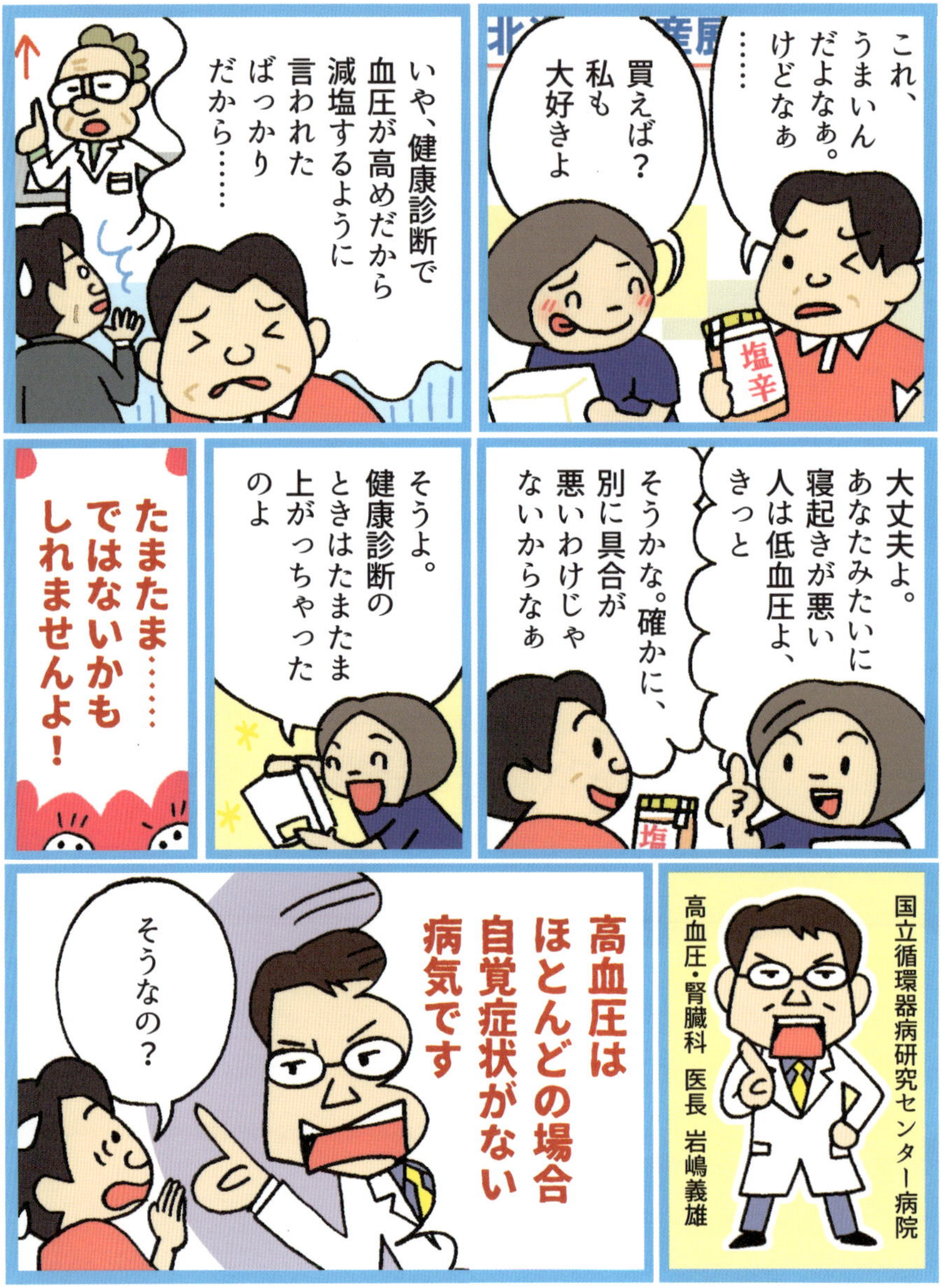

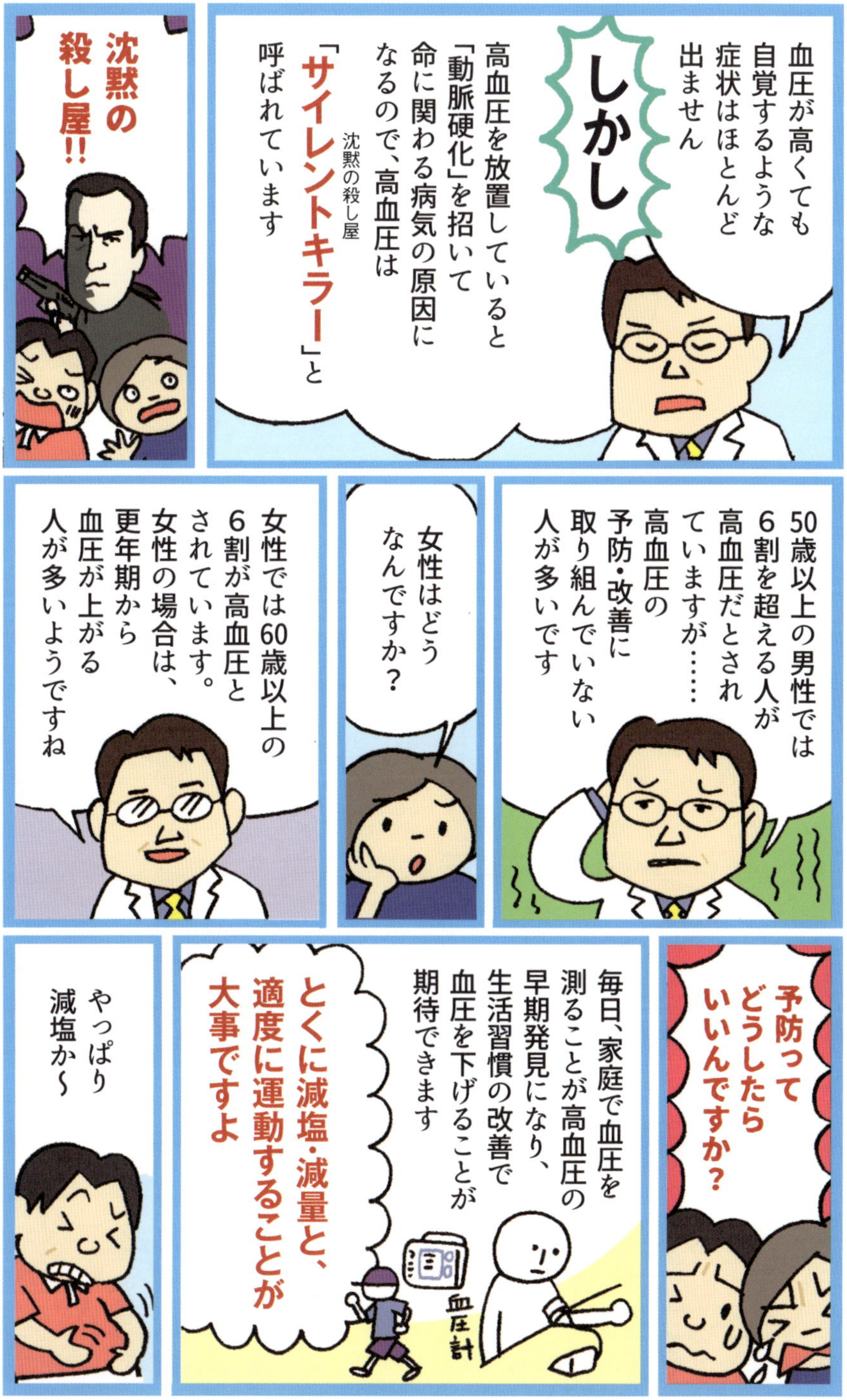

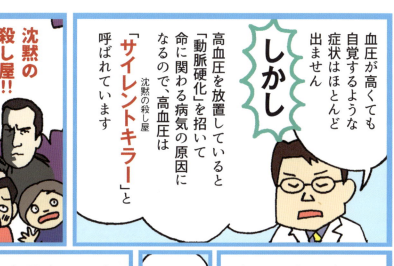

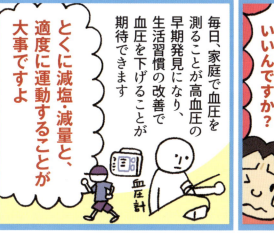

血圧が高くても自覚するような症状はほとんど出ません
しかし
高血圧を放置していると「動脈硬化」を招いて命に関わる病気の原因になるので、高血圧は「サイレントキラー《沈黙の殺し屋》」と呼ばれています
沈黙の殺し屋!!
50歳以上の男性では6割を超える人が高血圧だとされていますが……高血圧の予防・改善に取り組んでいない人が多いです
女性はどうなんですか?
女性では60歳以上の6割が高血圧とされています。女性の場合は、更年期から血圧が上がる人が多いようですね
予防ってどうしたらいいんですか?
毎日、家庭で血圧を測ることが早期発見になり、生活習慣の改善で血圧を下げることが期待できます
とくに減塩・減量と、適度に運動することが大事ですよ
血圧計
やっぱり減塩か〜

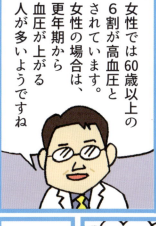

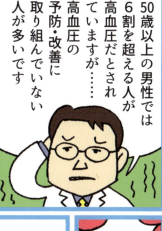

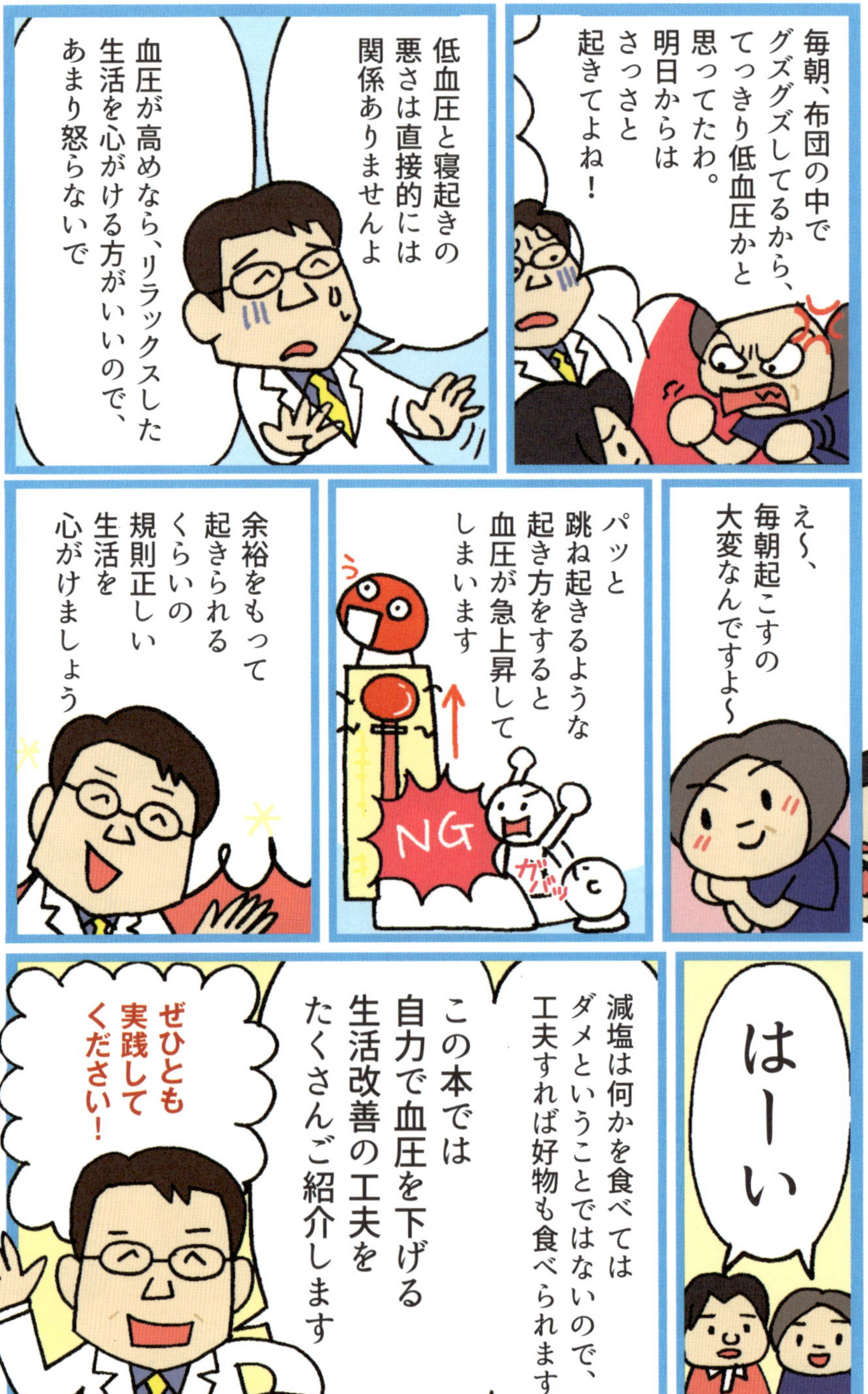
毎朝、布団の中でグズグズしてるから、てっきり低血圧かと思ってたわ。明日からはさっさと起きてよね！
低血圧と寝起きの悪さは直接的には関係ありませんよ
血圧が高めなら、リラックスした生活を心がける方がいいので、あまり怒らないで
え〜、毎朝起こすの大変なんですよ〜
パッと跳ね起きるような起き方をすると血圧が急上昇してしまいます
う
NG
ガバッ
余裕をもって起きられるくらいの規則正しい生活を心がけましょう
はーい
減塩は何かを食べてはダメということではないので、工夫すれば好物も食べられます
この本では自力で血圧を下げる生活改善の工夫をたくさんご紹介します
ぜひとも実践してください！

CONTENTS

もくじ

＊本書でご紹介する食生活改善や生活改善の情報は、健康診断などで血圧が高めと指摘を受けるなどして「高血圧症を予防したい」と考える方に向けたものです。すでに本態性高血圧並びに二次性高血圧等、診断が出ている方については医師の管理・指導のもと、治療や生活改善に取り組んでください。薬物治療が必要となる場合もあります。また、とくに心臓病や糖尿病、腎障害がある場合には、適さない食品や食べ方、運動などもあります。本書に試してみたい情報があれば主治医に相談の上、行ってください。そして本態性高血圧の中には「食塩非感受性」タイプの人もおり、減塩の効果が出にくい場合があります。さらに、表示のない食べ物なども「適量摂取」による効果を期待するもので、とり過ぎは栄養バランスに悪影響を及ぼすことがあります。

第1章

自力で血圧を下げる「高血圧」の基本法則

血圧が高いとはどのような状態か、また高血圧だとどういったリスクがあるのか。まずは高血圧という病気について正しく知り、「自力で下げる！」モチベーションをアップ。血圧をコントロールする習慣を維持・継続していきましょう。

法則

01

『自覚症状がない』から怖い高血圧

「血圧」で血管や心臓への負担が分かる

高血圧は、日本ではあらゆる病気の中でもっとも患者数が多い生活習慣病です。

血圧とは、心臓から全身に送り出された血液が血管の壁を押す圧力のことで、それが高いということは「血管や心臓に負担がかかっている」ということ。しかし、慢性的に高血圧が続いても、ほとんど自覚症状はありません。そして日本ではなぜ血圧が高くなるのか、原因がはっきりしない「本態性高血圧症」の人が9割を占め、そのため血圧を測る習慣がなく、高血圧に気がつかない人も多いのです。

「血圧高め」の状態を放置した場合、自然に治ることはなく、高血圧症と診断されれば薬物治療が必要になることもあります。加齢とともに血圧が上がり、病気の原因になることも。気がついたときに生活改善を始めることが大切です。

約4300万人が高血圧！

国の健康調査によると高血圧の推定患者数は約4300万人で、50歳以上の男性と60歳以上の女性ではそれぞれ60％を超えるとされています。約3400万人は診察を受けておらず、独自に生活改善に取り組んでいるか、放置しているか、または「気づいていない」可能性も！

血圧のしくみ

血圧は「収縮期血圧（上の血圧）」と「拡張期血圧（下の血圧）」の値を見ます。健康な人も、収縮期・拡張期とも血圧は一定ではなく、つねに変動していますが、それは自律神経を含むさまざまな因子によってコントロールされていて、起床とともに上昇し、活動する日中は高く、夜になると下がり、睡眠中に低くなります。

収縮期血圧（上の血圧）

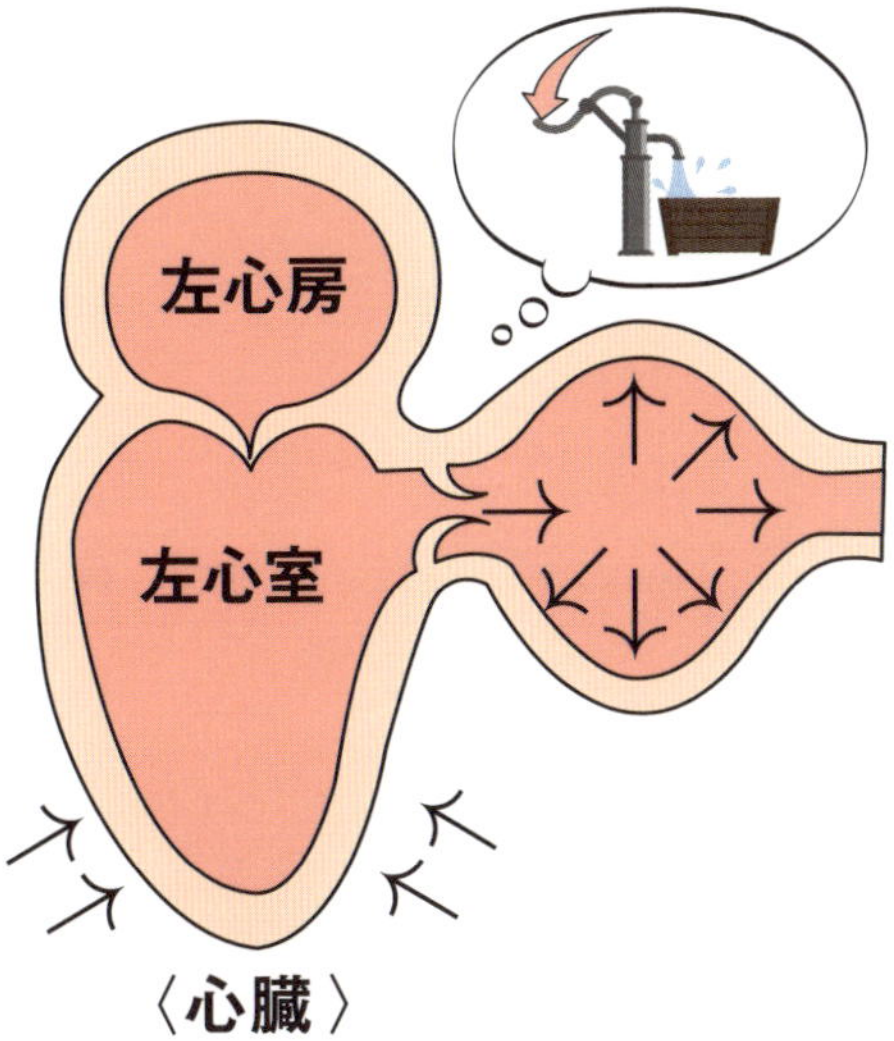

収縮期血圧は、心臓がぎゅっと縮んで全身に血液を送り出すときの血圧。血液が大動脈に加える圧力は最大になる

拡張期血圧（下の血圧）

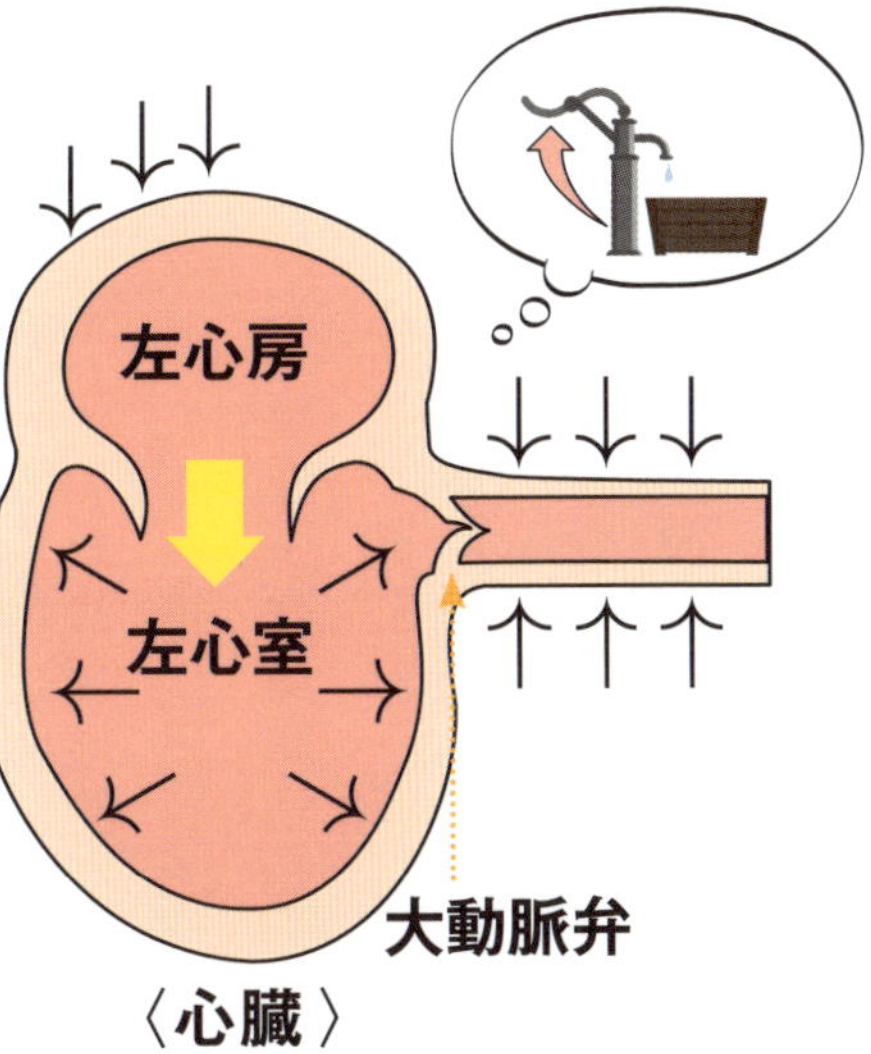

拡張期血圧は、全身をめぐってきた血液が心臓に戻り、心臓と大動脈の間の弁が閉じ、心臓が拡張したときの血圧。大動脈弁が閉じるのは血液の逆流を防ぐため。血液が動脈の壁に加える圧力は最小に。弾力のある大動脈は自然にもとの太さに戻ろうとするので、それがポンプの役割を果たし、血液は末梢動脈を伝わって全身に流れる

法則
02

高血圧は『サイレントキラー《沈黙の殺し屋》』

自分では気づきにくい高血圧

血圧が高い状態が続くと頭痛や肩こり、のぼせなど不快な症状を感じる人もいますが、「血圧が高い」ことそのものを自覚するような症状を覚える人はほとんどいません。

頭痛などは血圧の問題でなくてもほかの原因で起こるので、こうした症状があっても高血圧かどうか、判断もできません。

そのように自覚症状がないことから、気がつかないままの人も多いのが高血圧です。

では、さほど心配のない病気かというと、そうではありません。

動脈硬化から命に関わる病気に！

血管や心臓に負担がかかり続けることで「動脈硬化」が進んで、命に関わる病気（左図の合併症など）を招く原因になります。

そのため慢性的な高血圧は「サイレントキラー（沈黙の殺し屋）」と呼ばれます。

高血圧が重症化して動脈硬化が進むと、合併症が起こり、動悸《どうき》や息切れ、吐き気、むくみなど、合併症による症状が現れます。

そうなってしまうと、2つ以上の病気の治療が必要な、危険な状態ということ。そうなる前に高血圧を改善しましょう。

動脈硬化が招く病気

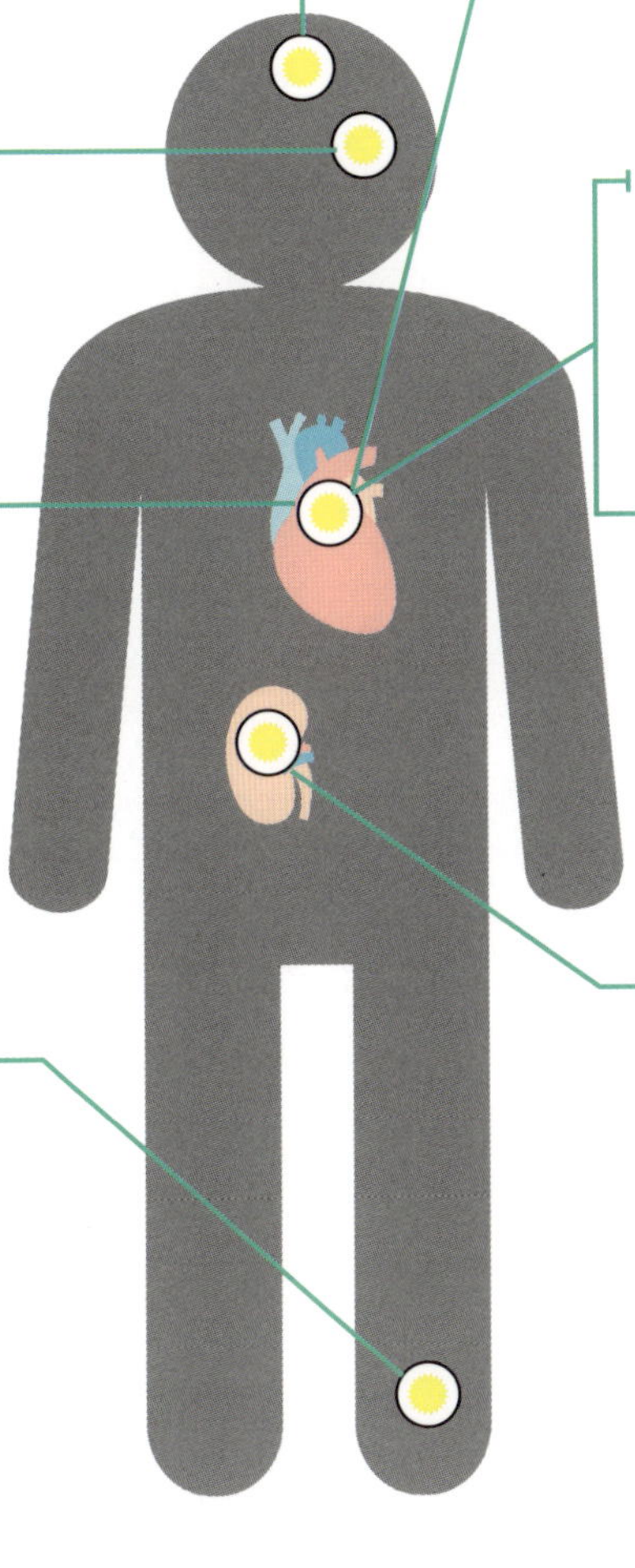

脳梗塞

脳内の血管に血栓がつまって、脳への血流が途絶え、脳細胞が損傷する

脳出血

脳内の血管が破れ、出血し、脳細胞が損傷する

眼底出血

網膜の動脈から出血し、視力障害を起こす

大動脈瘤《りゅう》

大動脈にコブができ、血管の破裂を招く

末梢循環不全症

末梢の動脈硬化が進み、血流が悪化して、歩行困難などを起こす。血流が途絶え、壊疽(えそ)を起こすリスクが高まる

冠動脈疾患

- 狭心症 -

心臓内の冠動脈が狭くなり、一時的に血流が途絶える。心筋梗塞のリスクが高まる

- 心筋梗塞 -

心臓内の冠動脈に血栓がつまり、心臓への血流が途絶え、心筋が損傷する

心肥大

高血圧が慢性化して、つねに強い圧力で血液を送り出すことで心臓(とくに左心室)が肥大する。心不全のリスクが高まる

心不全

心肥大が進むと、心臓の機能が低下する

慢性腎臓病(CKD)

- 腎硬化症 -

腎臓内の腎細動脈が硬化し、腎臓が硬化する。腎不全のリスクが高まる

- 腎不全 -

腎硬化症が進むと、腎臓の機能が低下。人工透析が必要になるリスクが高まる

高血圧と糖尿病の関係

高血圧とともに日本人に多い病気の一つが糖尿病。約2050万人が糖尿病またはその予備軍と推測されています。

そして近年、注目されているのは高血圧と糖尿病の負のスパイラル関係です。

糖尿病は高血圧が招く合併症ではありませんが、高血圧の人は糖尿病になりやすく、糖尿病の人は高血圧になりやすいというデータが報告されています。2つの病気は、いずれも血管の老化を早め、障害を起こして、命に関わる合併症を起こすリスクを高めます。

似た合併症を起こす危険がある病気なので、つまり、リスクが2倍になってしまう危険性もあるということ。そこで高血圧の人は、血圧コントロールとともに、血糖値もチェックし、適正値内をキープしたいものです。

とはいえ現在、血糖値が正常範囲なら、高血圧を予防する生活改善（減塩、食生活改善、減量、運動、ストレス対策、節酒・禁煙）は、糖尿病予防にもなるので、健康づくりを続けましょう。

糖尿病の診断

糖尿病の判定基準は、左表の通りです。

血糖値だけが糖尿病型でも、糖尿病の典型的症状（口渇、多飲、多尿、体重減少など）や糖尿病性網膜症があると糖尿病と診断されます。

初期の糖尿病や糖尿病の前段階には症状が出ないことで、病気が見過ごされることが多いため、正常ではないけれど糖尿病とはいえない段階（境界型）を見つけるため、空腹時血糖と併せて糖負荷試験でリスクを判定し、病気の診断に役立てます。境界型ですでに動脈硬化は始まり、心筋梗塞や狭心症、脳梗塞などの危険性が高まるとされています。

糖尿病の判定基準

次の①-④のいずれかが確認された場合には「糖尿病型」となり、別の日に行った検査でも同じ結果であれば「糖尿病」となります。ただし、血糖値(①-③のいずれか)とHbA1c (④)が同時に異常値であれば、ただちに「糖尿病」と診断されます。⑤および⑥であれば「正常型」です。

糖尿病型	① 早朝空腹時血糖値 126mg/dL以上
	② 糖負荷試験(75gOGTT)で2時間値 200mg/dL以上
	③ 随時血糖値 200mg/dL以上
	④ HbA1cが 6.5%以上

正常型	⑤ 早朝空腹時血糖値 110mg/dL未満
	⑥ 糖負荷試験(75gOGTT)で2時間値 140mg/dL未満

参考「糖尿病診療ガイドライン2013」(日本糖尿病学会)

メタボリックシンドロームも要注意

メタボリックシンドロームとは、内臓脂肪型肥満+3つの危険因子(高血圧・高脂血症・高血糖)のうち、いずれか2つ以上が重なる場合をいい、動脈硬化が進むリスクが高まる。高血圧予防の生活習慣改善はメタボリックシンドロームの予防にもなります。メタボ判定の基準は、以下の通りです。

必須項目	ウエスト周囲径		男性 ≥ 85cm 女性 ≥ 90cm
選択項目 3項目のうち 2項目以上	1.	高トリグリセリド血症 かつ／または 低HDLコレステロール血症	≥ 150mg/dL < 40mg/dL
	2.	収縮期(最大)血圧 かつ／または 拡張期(最小)血圧	≥ 130mmHg ≥ 85mmHg
	3.	空腹時高血糖	≥ 110mg/dL

法則 03

高血圧を防ぐ『3つのルール』

「減塩・減量・運動」が悪化予防の基本

高めの血圧を改善、コントロールするには、家庭で血圧を測る習慣をもちながら「減塩・減量・運動」などの生活習慣改善を心がけることが大切です。

高血圧の約9割を占める「本態性高血圧」は、人それぞれの遺伝的因子と生活環境因子が重なることで起こると考えられています。

高血圧の原因は「塩分のとり過ぎ」だけではありません。

正常な血圧の一日の中での変動は「朝〜日中高め、夜になると低下」するのですが、肥満や疲労の蓄積、精神的ストレス、運動不足などさまざまな生活環境因子が複合的に影響して、血圧調整がバランスを崩して高いままの状態が続いてしまうのです。

また、年齢を重ねると自然な老化現象の一つとして血圧は高めになっていきます。

ですから中高年以降は「減塩・減量・運動」などの生活習慣改善をスタートして、老化をゆるやかにし、悪化因子を減らさなければいけないのです。

血圧を改善、コントロールするために生活習慣を見直すと、さまざまな生活習慣病の予防にもなります。

Rule 1

減塩

高血圧予防の要
塩分6g／日未満
毎日こつこつ継続が大切

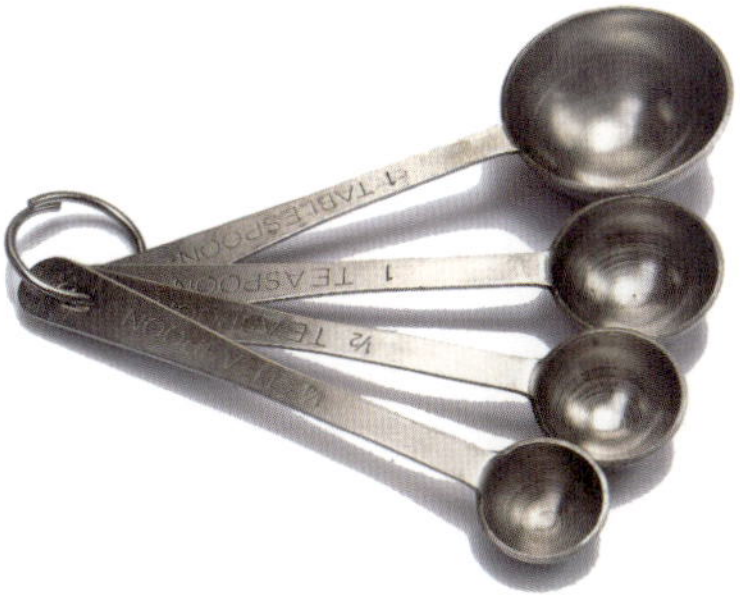

ポイント

＊
日本人1日の平均塩分摂取量は
男性で10.9g、
女性で9.3g
(国民健康・栄養調査、2019年)
いきなり「6g」をめざすのは
難しいので、徐々に減らす努力を

＊
ひとまずの目標として
厚生労働省が勧める
男性：7.5g／日未満
女性：6.5g／日未満を
めざそう

Rule 2

減量

BMI値25未満をめざす

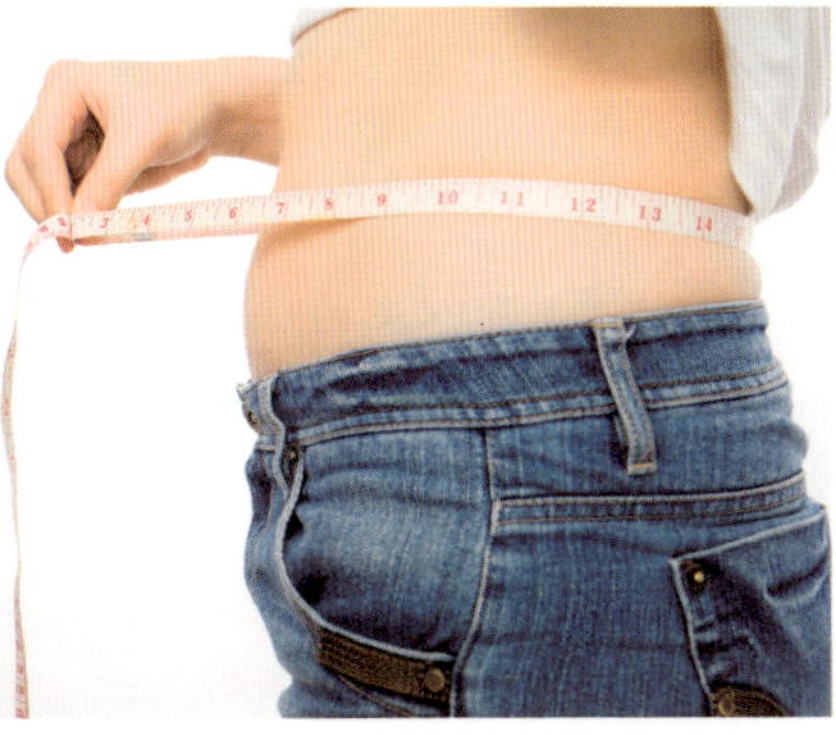

ポイント

＊
適正体重キープを

＊
標準体重を算出する国際基準の
BMI値(体格指数：Body Mass Index)を計算

BMI＝
体重●kg÷(身長●m)²

Rule 3

運動

基礎体力アップ
有酸素運動を30分／日
生活の中の運動量アップ

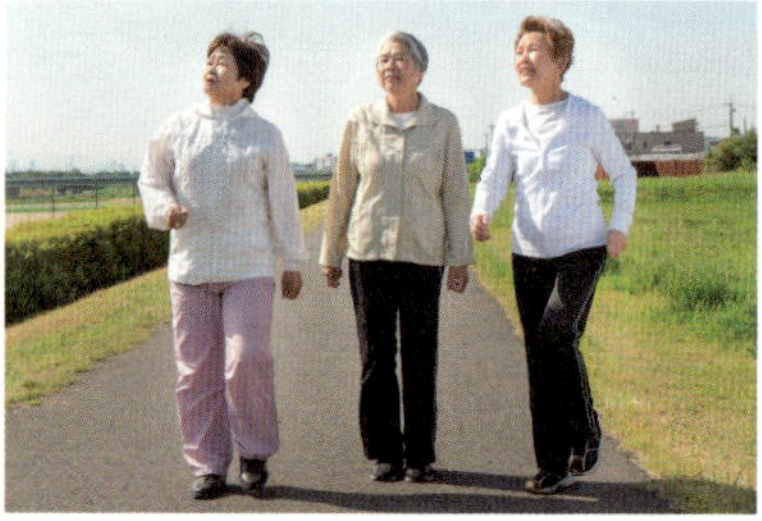

ポイント

＊
ラクに呼吸しながらできる
有酸素運動がもってこい

＊
脂肪を燃やし、筋肉を維持しよう

＊
10分×3回でもOK！

＊
生活の中で活動量を増やして、
体脂肪を燃やそう

節酒、禁煙も！

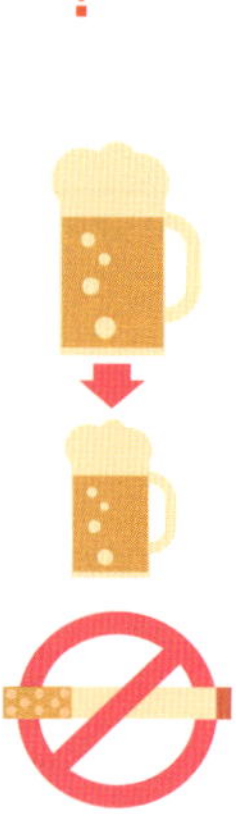

適量ならお酒は血圧コントロールによいという報告もありますが、あくまで「適量」の範囲内でのこと。飲み過ぎ、休肝日ナシは血圧を高めます。

また、飲酒の機会はカロリー、脂質が高めになりがちで減量にも悪影響！ 72ページを参考に節酒を心がけて。

禁煙は血圧コントロールというより、合併症として起こる心臓病やがんなどさまざまな生活習慣病予防のために取り組みたいこと。周囲の人にとっても煙を吸うこと（受動喫煙）は健康被害があるので、家族や周りの人の健康のためにも強い意志をもって！ 自力でやめられない場合は「禁煙外来」を受診して、サポートしてもらいましょう。

知っ得コラム①

高血圧の男女差と年齢差

COLUMN

性別	女性	男性
血圧が上がりやすくなる年齢	平均50歳以降	40歳以降

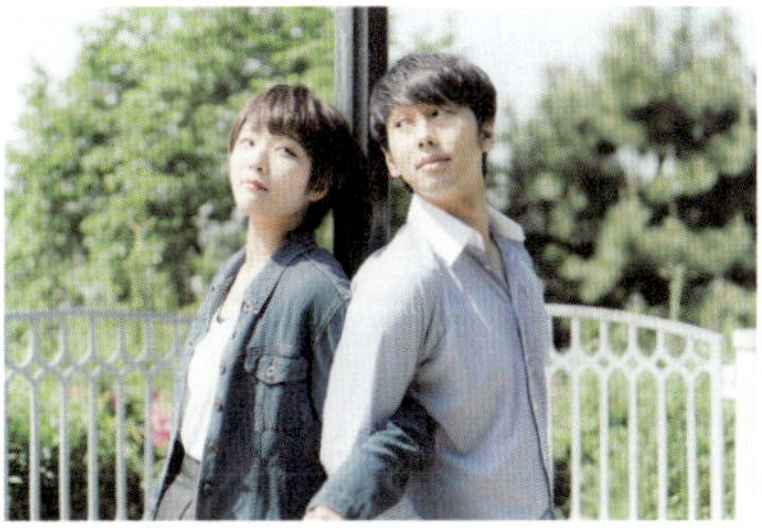

高血圧の症状に大きな男女差はありませんが、血圧が上がりやすくなる年齢には違いがあります。

男性の場合は40歳以降、女性の場合は閉経（平均50歳）以降に血圧が上がる人が増えます。

とはいえ「本態性高血圧」の場合は、原因が人それぞれの生活習慣であることも多いため、性別や年齢だけで高血圧や高血圧が招くさまざまな病気のリスクの高低を判断することはできません。

なお、高齢になると老化現象の一つで大動脈が硬くなり、加齢とともに全身へ血液を送り出すとき（心臓の収縮期）も大動脈が膨らみにくくなるので、収縮期血圧は上がりやすく、拡張期血圧は低い状態の「孤立性収縮期高血圧」になる人が増えます。

法則

04

血圧管理は『測定・記録』がカギ

血圧と生活習慣を要チェック

血圧を自力で下げていくためには血圧、体重、塩分摂取量、使用調味料、歩数などを〝測る習慣〟をつけることが大切です。

とくに血圧管理の要は家庭で測った血圧の記録で、生活習慣の改善目標のベースになるだけでなく、週の平均値は診断・治療の上でも重要なデータになります。

毎日の記録が大切

毎日、朝と夜2回、家庭で血圧を測り、記録しましょう。朝は起床後、排尿を済ませて、食事をとる前に（起床後1時間以内）、夜は寝る前に測ります。これ以上測ってはいけないということはないので、日中、職場などで測るのもOKです。

なるべく毎日同じ時間に、2回ずつ計測して、平均値を記録します。

最低限、朝と夜2回は110ページのような表に脈拍や体重とともに血圧などのデータを残す習慣にするとよいでしょう(ページをコピーしてご利用ください)。

そして、もしも180／120㎜Hg以上の日が2日続いたら記録ノートを持参して病院へ行き、診察を受けましょう。

血圧の正しい測り方

1 上腕にカフを巻くタイプの血圧計を使用

2 5分安静を保った後、ラクな姿勢で座って

3 起床1時間以内と就寝前、1日に2回

4 それぞれ2回ずつ測って、平均値を記録

5 日々一喜一憂せず、基本の評価は週平均で

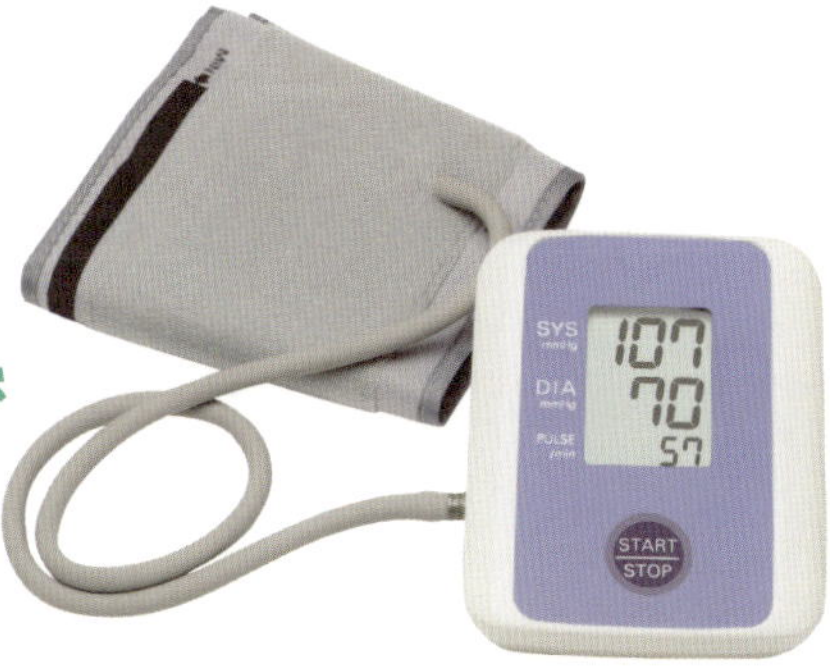

高血圧治療ガイドライン2014による 高血圧の診断基準

分類	収縮期血圧		拡張期血圧
診察室血圧	≧140mmHg	かつ／または	≧90mmHg
家庭血圧	≧135mmHg	かつ／または	≧85mmHg

収縮期血圧、拡張期血圧のどちらか一方の範囲内に測定値があれば高血圧ということ

SUB CHAPTER

話題の高血圧予防トピックス

＊血圧高めなら真夏も減塩続行を！

猛暑が続くと大量の汗をかくので「水分と塩分補給が必要」などと言い、塩アメや塩分を含むドリンクなども話題になります。

しかし、塩分補給が必要になるのは激しい肉体労働をする人など、一部の人だけ。日本人は平均で1日10.1gの塩分をとっていて、摂取量は日本高血圧学会が推奨する1日6gの1.5倍以上です。

多くの日本人は、普段、塩分をとり過ぎているので不足する心配はありません。

血圧が高めの人は、オールシーズン減塩続行です。

熱中症対策として、暑い夏に補給が必要なのは水分とミネラル！　とくに運動をして汗をかくときには、「ミネラルウオーター」を十分に。ナトリウム含有量少なめを選ぶのがおすすめです！

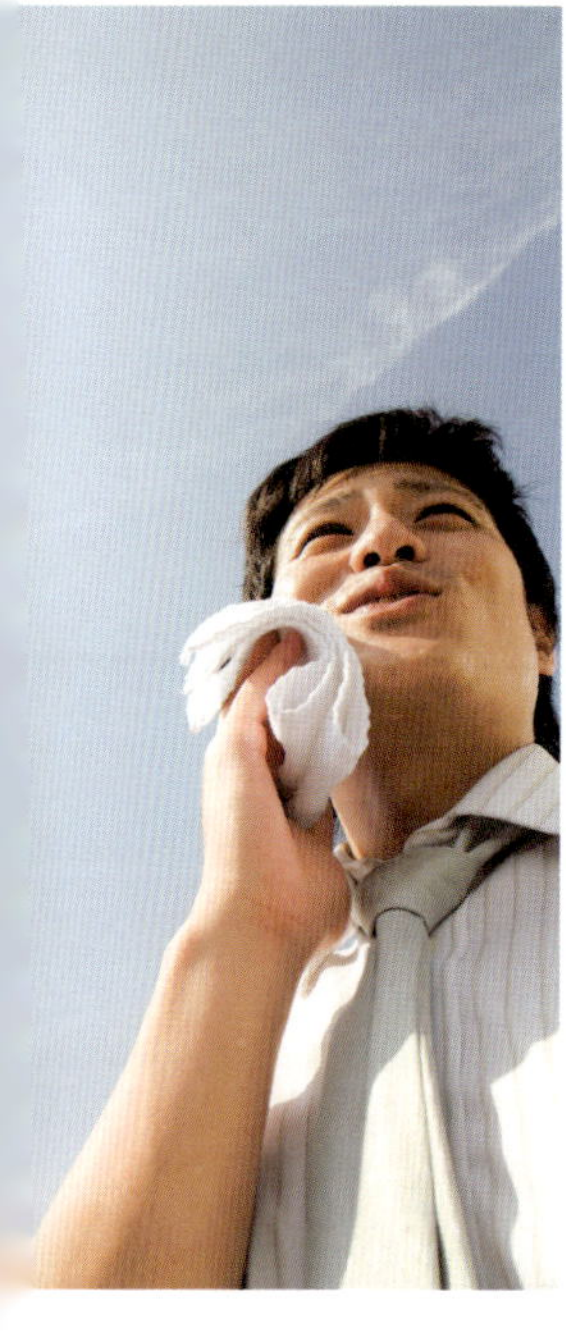

＊ナトリウム以外のミネラル不足に注意

天然塩を精製して塩化ナトリウムを取り出したものが食塩です。精製するときカリウムやカルシウム、マグネシウムなど他のミネラルも取り除かれています。食塩のとり過ぎは防ぎたいですが、ナトリウム以外のミネラルは血圧コントロールに大切なので、塩は天然塩を選んで使い、いろいろな食材をまんべんなく食べることで、ミネラル補給を十分に。

とくに塩分を体の外に排出するはたらきのあるカリウムや食物繊維とともにとることで血圧を下げる相乗効果を発揮するといわれるカルシウム、マグネシウムが不足しないように！

カルシウムは乳製品や小魚、マグネシウムは野菜や大豆製品に豊富です。

＊血圧測定の罠《わな》を見抜け

主治医の前では緊張して血圧が上がる人が多く、そうしたケースを「白衣高血圧」と呼びます。そのため血圧の基準値は、家庭では〝マイナス5㎜Hg〟を目安とし、診察室で測ったデータより家庭で測ったデータの方が信頼性が高いと考えます。病院で治療のための診断をする場合も、家庭での測定値を優先するので、血圧が高い人は毎日家庭で血圧を測る習慣をもつことが大切です。

しかし逆に健康診断や診察時は正常なのに、家庭で測ると高い「仮面高血圧」の人もいて、血圧が高い時間が長い分、体に負担がかかります。主治医の前で測っても、家庭でも、24時間いつも正常血圧を保てるのがベストです！

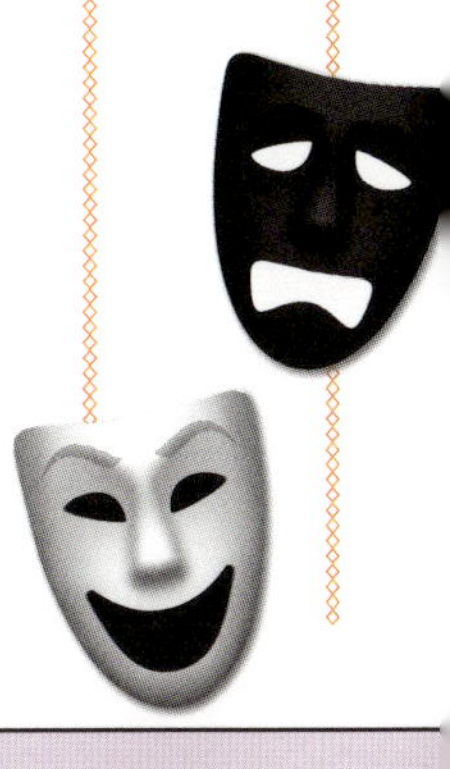

＊高血圧の人にNGな運動もある

血圧が高めの人の場合、有酸素運動の中でも〝低強度〟の運動が適していて、ランニングなど強い運動は適していません。

血圧が高めで、動脈硬化が起きている人が、走るなど強い運動をすると血圧が急上昇し、心拍数が増加して、脳梗塞や心筋梗塞のリスクを高めます。

最適な運動は「筋肉を減らさず、脂肪を燃焼させる」ウォーキングの継続。ズボラさんでも簡単にできて効果があるウォーキングから始めましょう。88～91ページを参考に、歩きましょう。

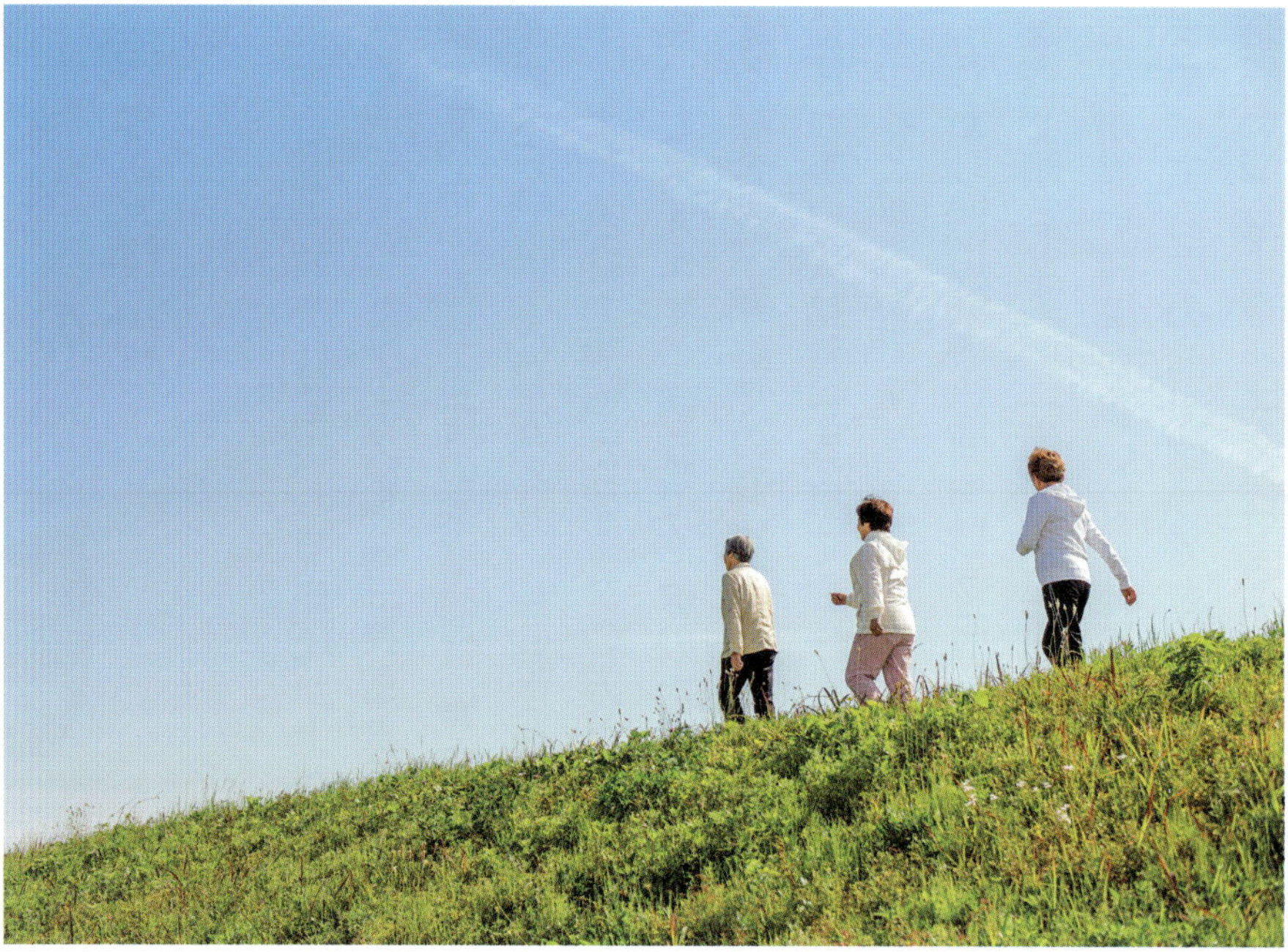

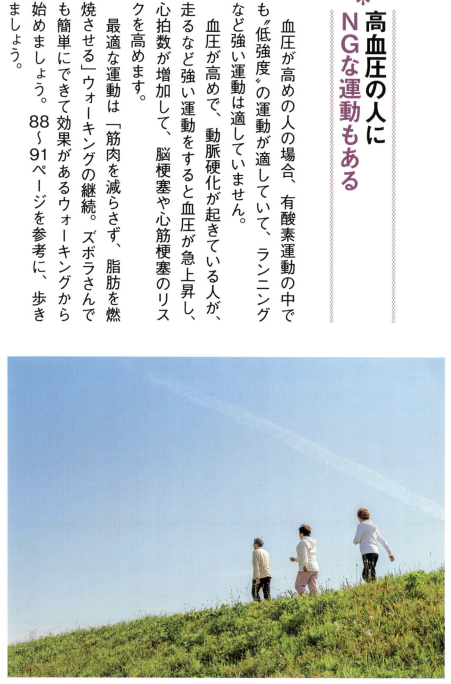

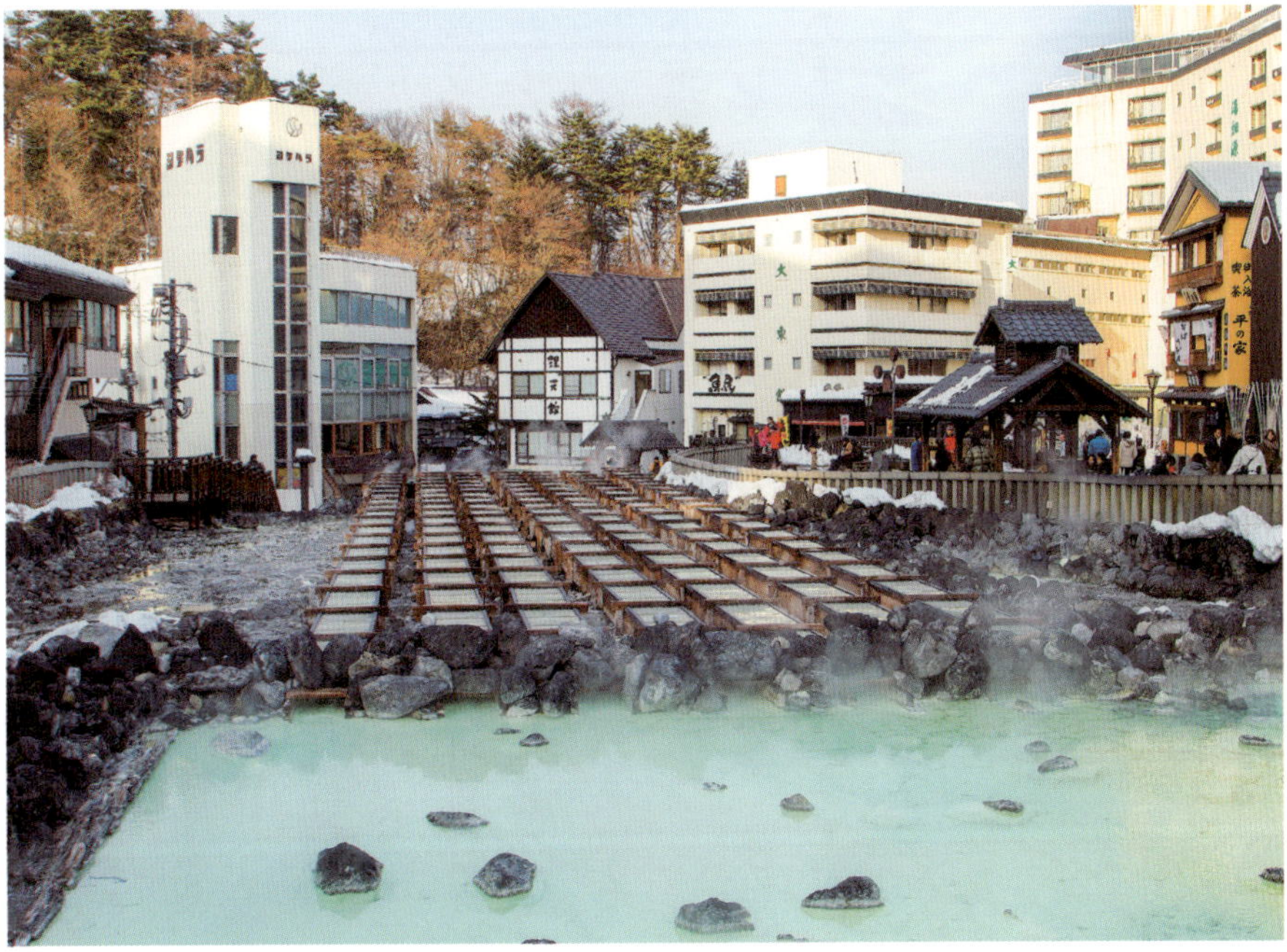

＊温泉旅行は血圧にいい！

環境省の温泉療養の適応症調査で、浴用とされるすべての＊泉質が「軽度の高血圧」に適応とされているので、旅に行くなら温泉につかりましょう。

血管を拡張させて血圧にいい泉質で、人気がある湯治場は、含硫黄泉（硫化水素型）の草津（群馬）や白骨（長野）、登別（北海道）などがあります。

＊平成26年に、療養泉の分類変更に伴い温泉療養の適応症が見直された。それによって掲示用泉質は、単純温泉、塩化物泉、炭酸水素塩泉、硫酸塩泉、二酸化炭素泉、含鉄泉、酸性泉、含ヨウ素泉、硫黄泉、放射能泉となった。参考：『あんしん・あんぜんな温泉利用のいろは』（監修・一般社団法人日本温泉気候物理医学会、環境省）

＊マッサージやツボ押しで血圧下げはウソ!?

血行を改善するという意味では血圧改善にいい作用はあるかもしれませんが、マッサージやツボ押しの医学的効果はまだ実証されていません。高血圧の9割を占める「本態性高血圧」は、血圧が上昇する原因が特定できず、人それぞれで、それはナゾです。

したがって、こつこつ「減塩・減量・運動」の生活習慣の改善をして悪影響を及ぼす要因を減らす以上のセルフケアはありません！

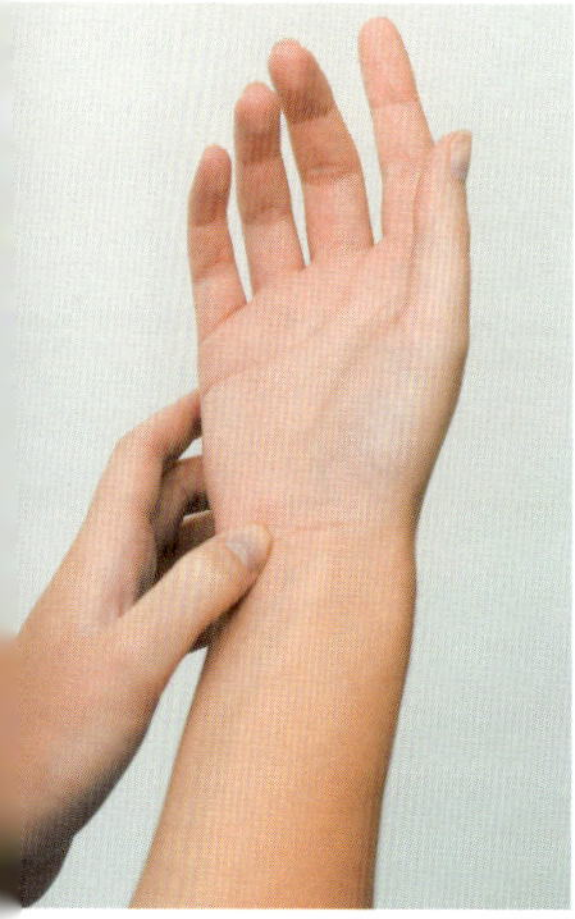

＊血圧測定の黄信号はここを見る

血圧はいつも一定ではないので、家庭で測った血圧値に日々、一喜一憂することはありません。記録は1週間の平均値がおおむね先週、先々週の平均値と変わらないかをチェック。ただし、高血圧の治療を受けていない人が家庭で血圧を測り、180／120㎜Hg以上の日が続いた場合、「高血圧緊急症」の可能性もあるので病院へ行きましょう。治療中の人なら処方通り薬を飲み、ひとまず1日安静にして様子を見て。

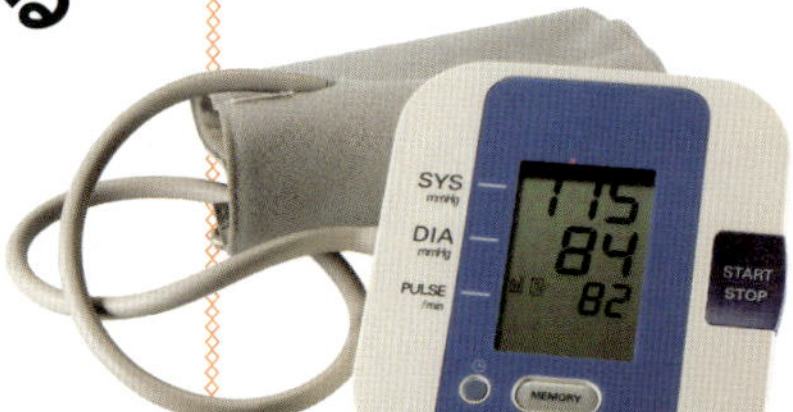

＊食事療法なら「地中海食」

食後の血糖値を下げ、インスリンの分泌を抑える「糖質制限食」ブームが続いていますが、炭水化物が好きな人も続けられる食事療法として南イタリアの風土食「地中海食」が注目されています。

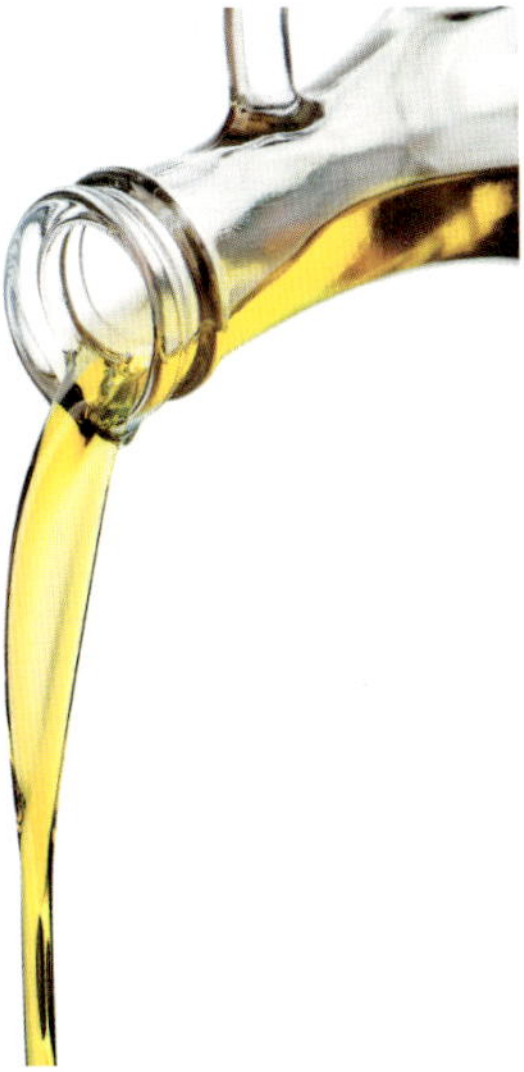

　主食は食後の血糖値の上がり方がゆっくりなパスタやシリアル。青魚や脂質の少ないラム肉が主菜。豆やきのこ類をしっかり食べ、赤ワインを飲むというスタイル。スペインからは「地中海食＋エキストラヴァージンオリーブオイル」「地中海食＋3種のナッツ（ウォールナッツ、ヘーゼルナッツ、アーモンド）」を食べ続けた人（うち80％以上が高血圧）の心筋梗塞、脳卒中、心血管系疾患による死亡が少ないことが報告されました。血圧高めの人の病気予防にも期待大の食事療法です。

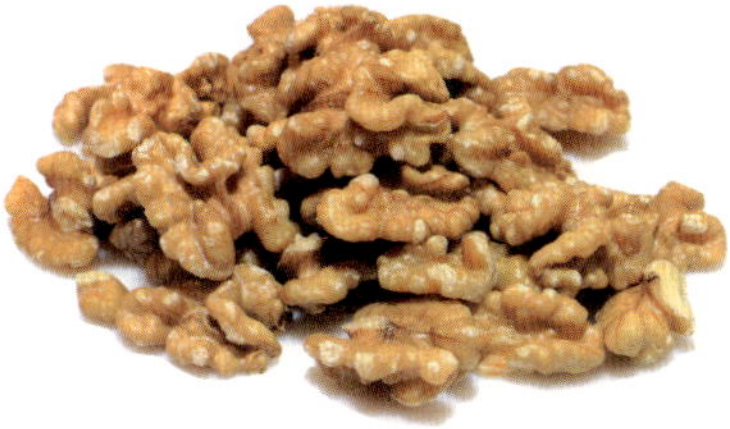

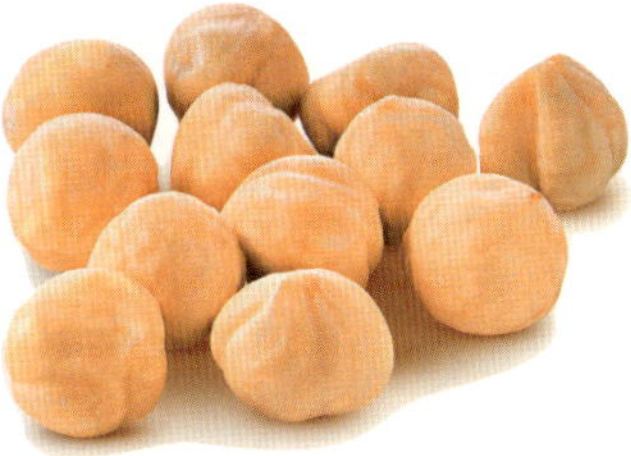

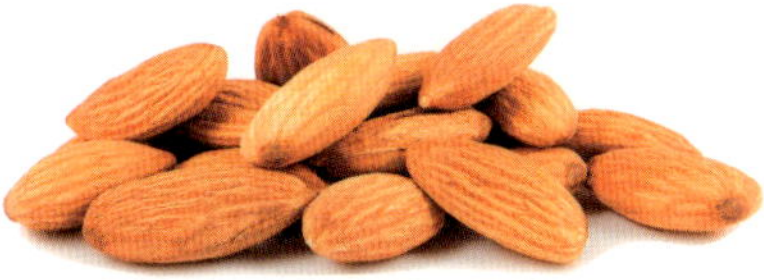

＊コーヒーや緑茶を飲んで高血圧や病気のリスク減

国立がん研究センター並びに国立循環器病研究センターほかが共同で行った9万人を対象にした大規模追跡調査（平成2～23年）で、コーヒーを飲む人（1日4杯まで）は、飲まない人と比べて心疾患、脳血管疾患、呼吸器疾患、がん以外の原因等での死亡リスクが低いことが分かりました。

これは、コーヒーに含まれるクロロゲン酸が血糖値を改善し、血圧を調整する上に、抗炎症作用があるため。また、カフェインが血管の機能を改善し、さらに気管支を拡張させる作用があって呼吸器機能の改善効果があるためとみられています。

同様に緑茶を習慣的に飲む人の心疾患等のリスクも低いことが分かっていて、男女とも摂取量が増えるほど死亡リスクが低下する結果が出ています。

緑茶の効果は、含まれるカテキンに血圧や体脂肪、脂質を調節するはたらきがあり、血糖値を改善する上、カフェインも含まれるためとのこと。

ひと休みする機会を増やすのが健康にいいなんて、ちょっとうれしい調査結果です！

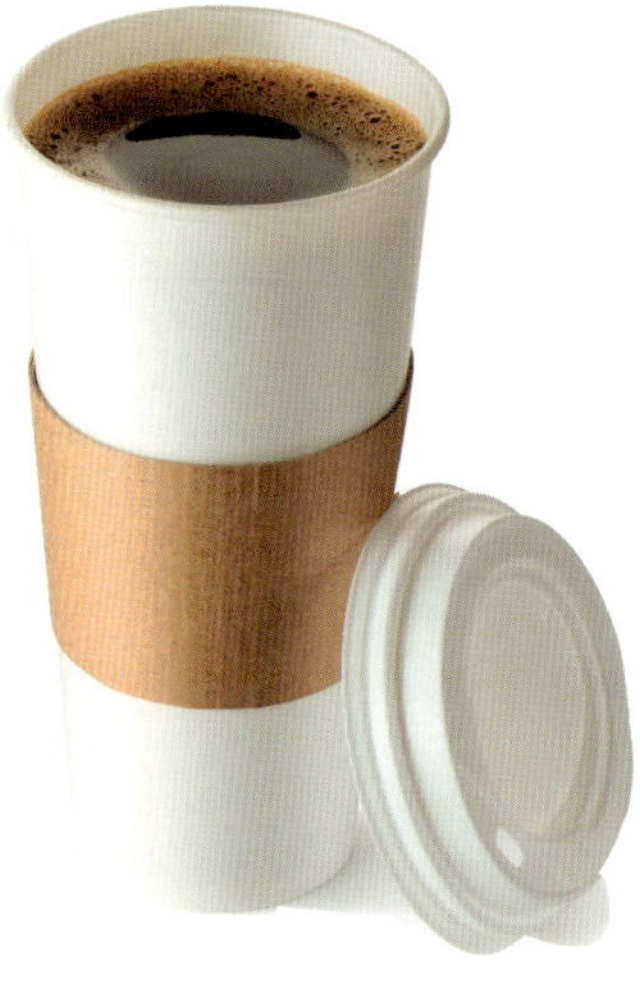

＊見直される「グリーンサラダ」

血圧が高めの人が見直すべきはシンプルなグリーンサラダです。ビタミンの一種・葉酸が不足すると、血液中のアミノ酸の一種・ホモシステインの濃度が上がり、血圧を上昇させ、動脈硬化のリスクを高めます。葉酸は緑の野菜に多く含まれる成分。光や熱に弱いので、フレッシュな状態で食べるのがポイントです。

中国で約2万人を対象に調査した結果、降圧薬と葉酸0.8㎎／日を併せて摂取することで高血圧患者の脳卒中リスクが下がったとの報告もあります。1日の摂取基準としては男女とも12歳以上は240μgとればよく、生のほうれん草やモロヘイヤなどのサラダなら100g食べればOKです！

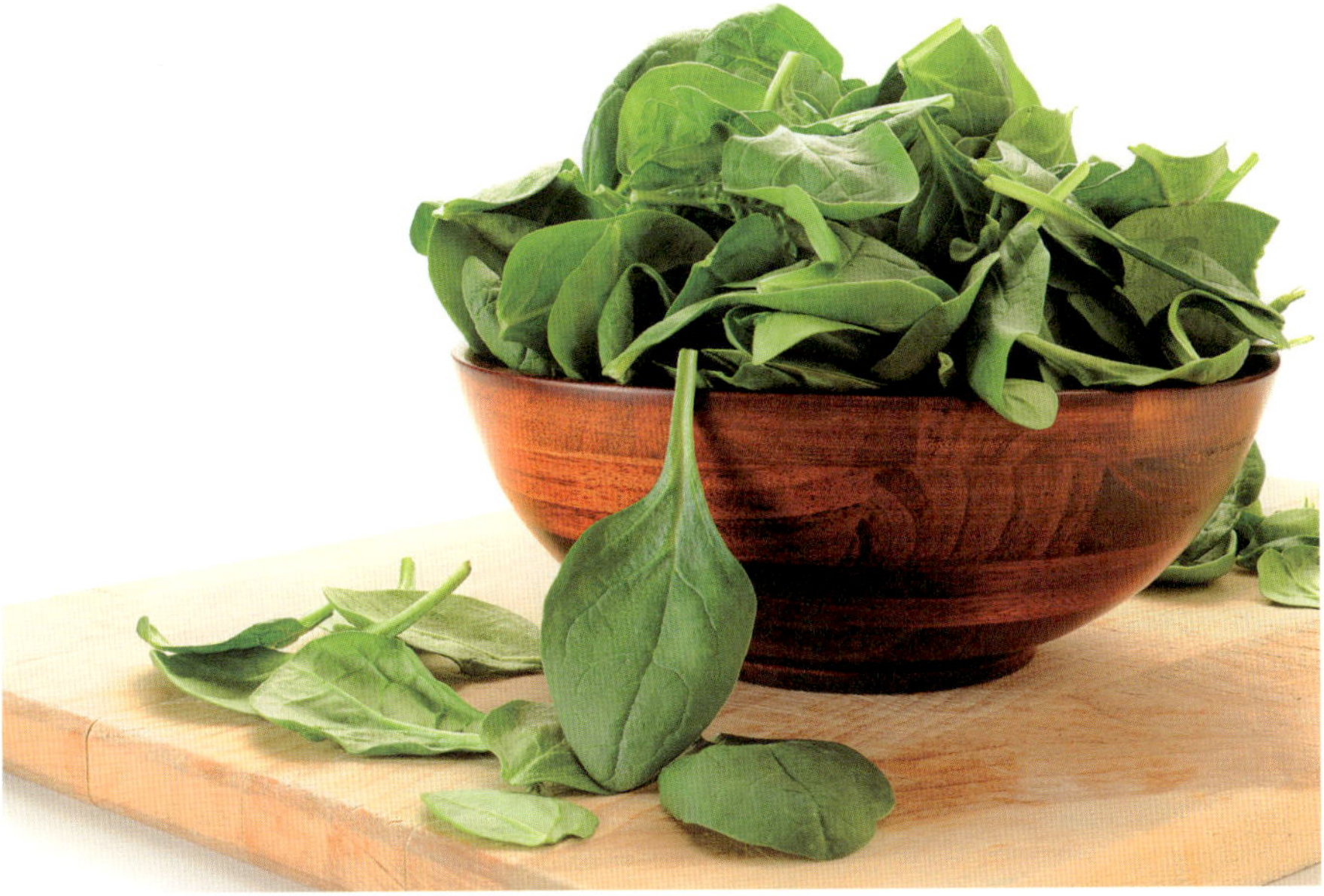

知っ得コラム②

高血圧の2つのタイプ

高血圧には、なぜ血圧が上がるのか原因が特定できない「本態性高血圧」と、別の病気や薬の副作用によって起こる「二次性高血圧」がありますが、日本の高血圧患者の9割は「本態性高血圧」なので、本書ではこのタイプの人の生活習慣改善法をまとめています。

原因が分からないので、即効的な改善法はなく、ゆっくり時間をかけて、地道にセルフケアをすることが大切です。

一方、「二次性高血圧」の場合、原因である病気の治療を行いながら、病気に影響しない方法で生活改善を行う必要があります。

「二次性高血圧」やその他の生活習慣病があって、本書に試してみたい情報があれば主治医に相談の上、行いましょう。

COLUMN

多くの高血圧は原因不明！

血圧を下げるにはこつこつ

減塩 …… 1日6g未満

減量 …… BMI値25未満

運動 …… 1日30分

を続けるしかありません！

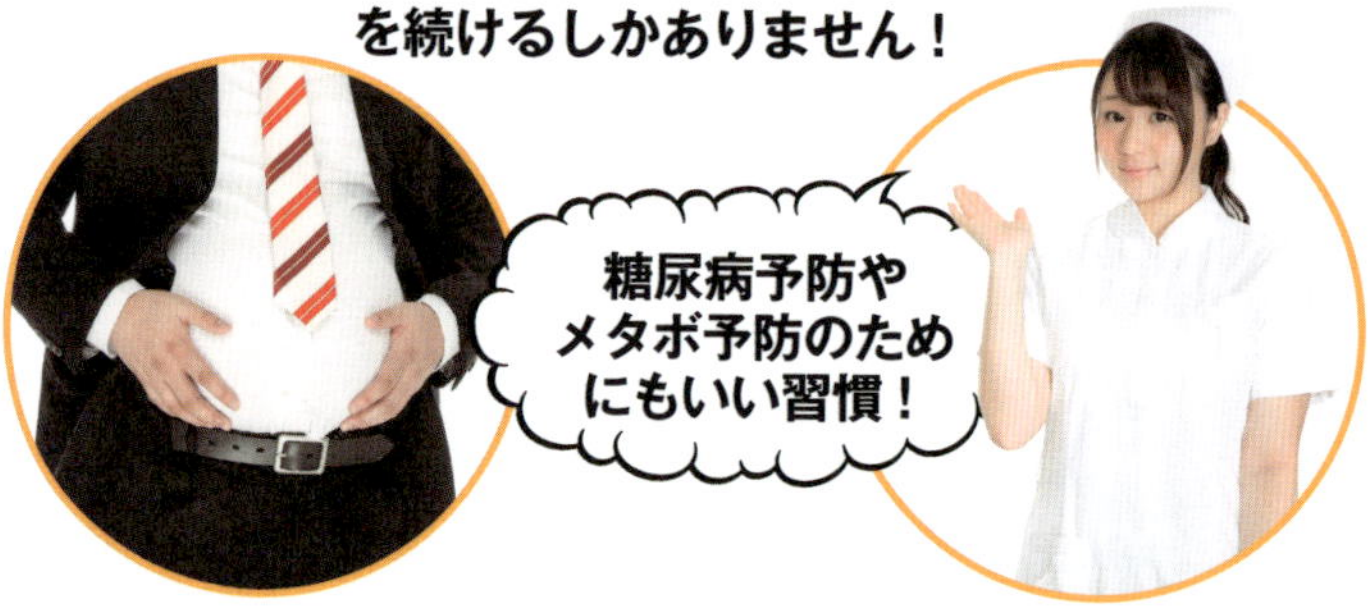
糖尿病予防や
メタボ予防のため
にもいい習慣！

第2章

自力で
血圧を下げる
「食べ物」
の法則

身近な食べ物の中に、おいしく、健康づくりによいものがたくさんあります！そんな食べ物を見直して、バランスよく食卓に登場させれば、ラクに「減塩」と「減量」に取り組めます。今日の食事から、まず1品、食べてみましょう。

法則 05

『ふりレモン』を常備する

食べ物

ストレスフリーで減塩しよう

あれも減、これも減と〝減らす〟ことにばかり目を向けてしまうと、物足りなさやストレスを感じて減塩に失敗してしまいがち。むしろ塩分や濃厚な味つけ、食べる量を控えるために、何をプラスして食事の満足感をアップさせるか、〝プラス〟志向で取り組むのが減塩のコツです。

皮にも栄養！ 夏は「氷レモン」で

まず食卓にプラスしたいのはレモン！

ビタミンCが豊富なことは有名ですが、動脈硬化を防ぐクエン酸、塩分を体から排出するカリウムもたっぷり。また、レモンの皮や果汁に含まれるポリフェノール・エリオシトリンが血液中の中性脂肪の増加を防ぐという研究報告もされています。

そうした栄養素は皮にも多く含まれているので、ぜひ有機栽培で育てられた果実を丸ごと食べましょう。

皮ごとすりおろせるセット（洗ったレモンとおろし金、ハケなど。または新鮮果汁をしぼれるセット）をテーブルに常備。夏はレモンを丸ごと凍らせた「氷レモン」をすりおろして、ふりふり！

食卓にレモン＆おろし金

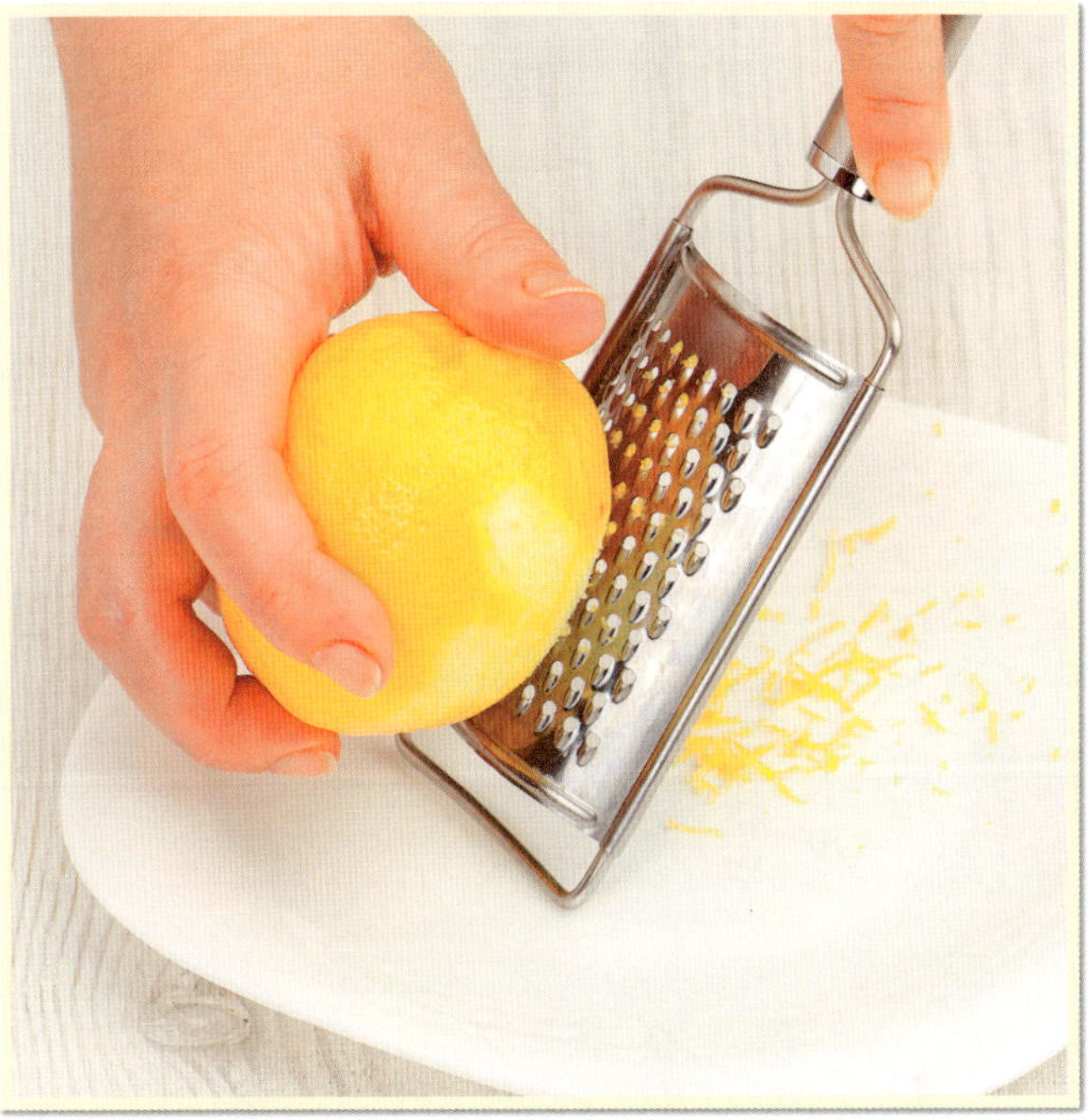

食卓に洗ったレモンとおろし金を出しておき、
食べる直前におろした皮を料理にトッピングしよう

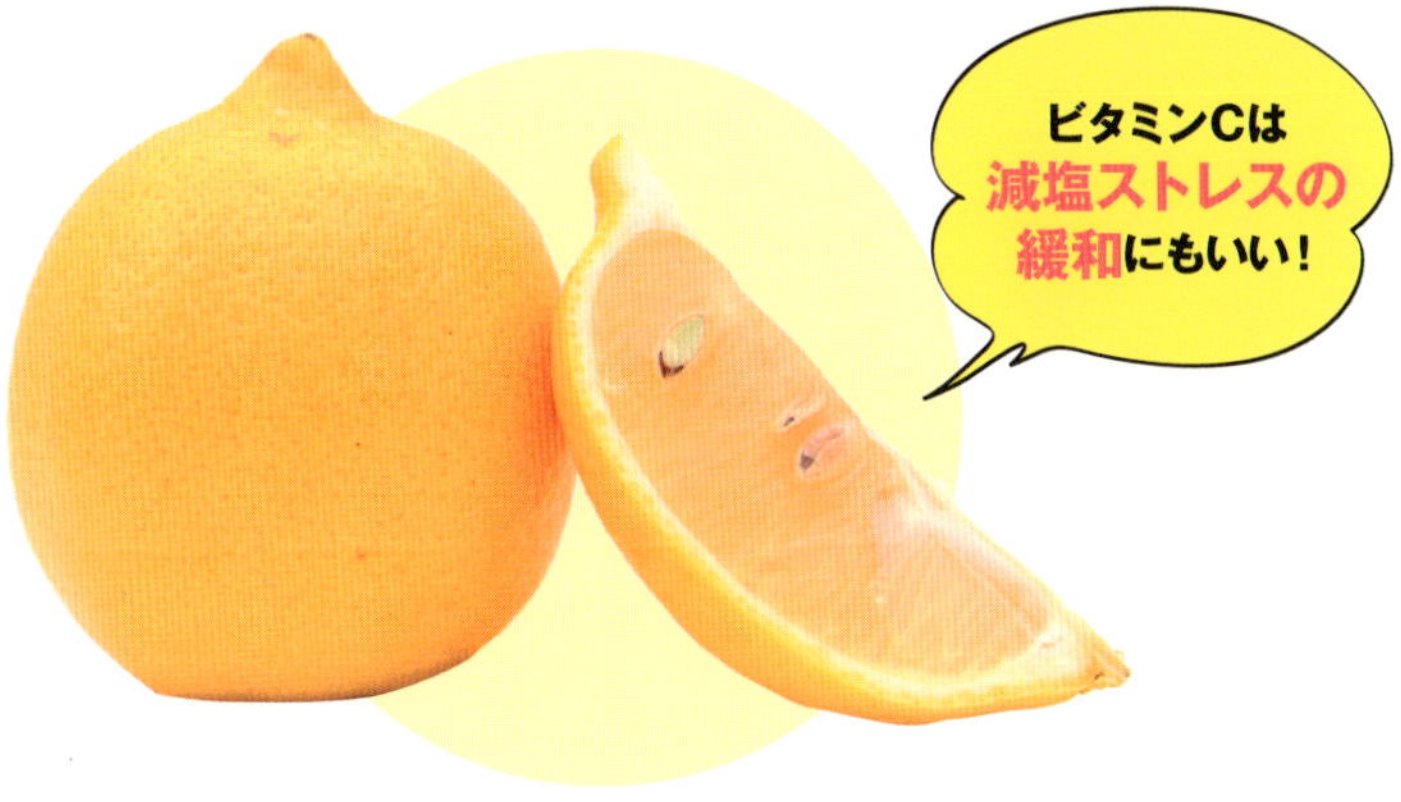

法則

06

青魚で『魚油』をとる

高血圧に効くEPAやDHAがたっぷり

さんまやいわしなど青魚の脂肪分には、n－3系多価不飽和脂肪酸のEPA（エイコサペンタエン酸）とDHA（ドコサヘキサエン酸）が豊富に含まれています。

この2つの成分は、血液中の中性脂肪やLDLコレステロール（悪玉コレステロール）だけを減らして血液をサラサラにし、血管をつまらせる血栓を予防し、ストレスを緩和したり免疫力をアップするはたらきもあります。

しかしこれら2つは体内で合成することができない成分なので、食べ物からとらなければなりません。また、体の中で酸化されやすいという性質もあって、酸化したEPAやDHAは健康被害につながるため、なるべくフレッシュなものを、抗酸化作用の強いビタミンやポリフェノールを含む食品と一緒に食べるのが正解！

薬味たっぷり、塩分控えめで

新鮮なお刺身にたっぷりの香味野菜（ねぎや玉ねぎ、かいわれ大根、しそ、みょうがなど）や、大根やにんじんのツマを添え、30ページで紹介している「ふりレモン」などをして食べるのがベストです。

魚油に含まれる「多価不飽和脂肪酸」

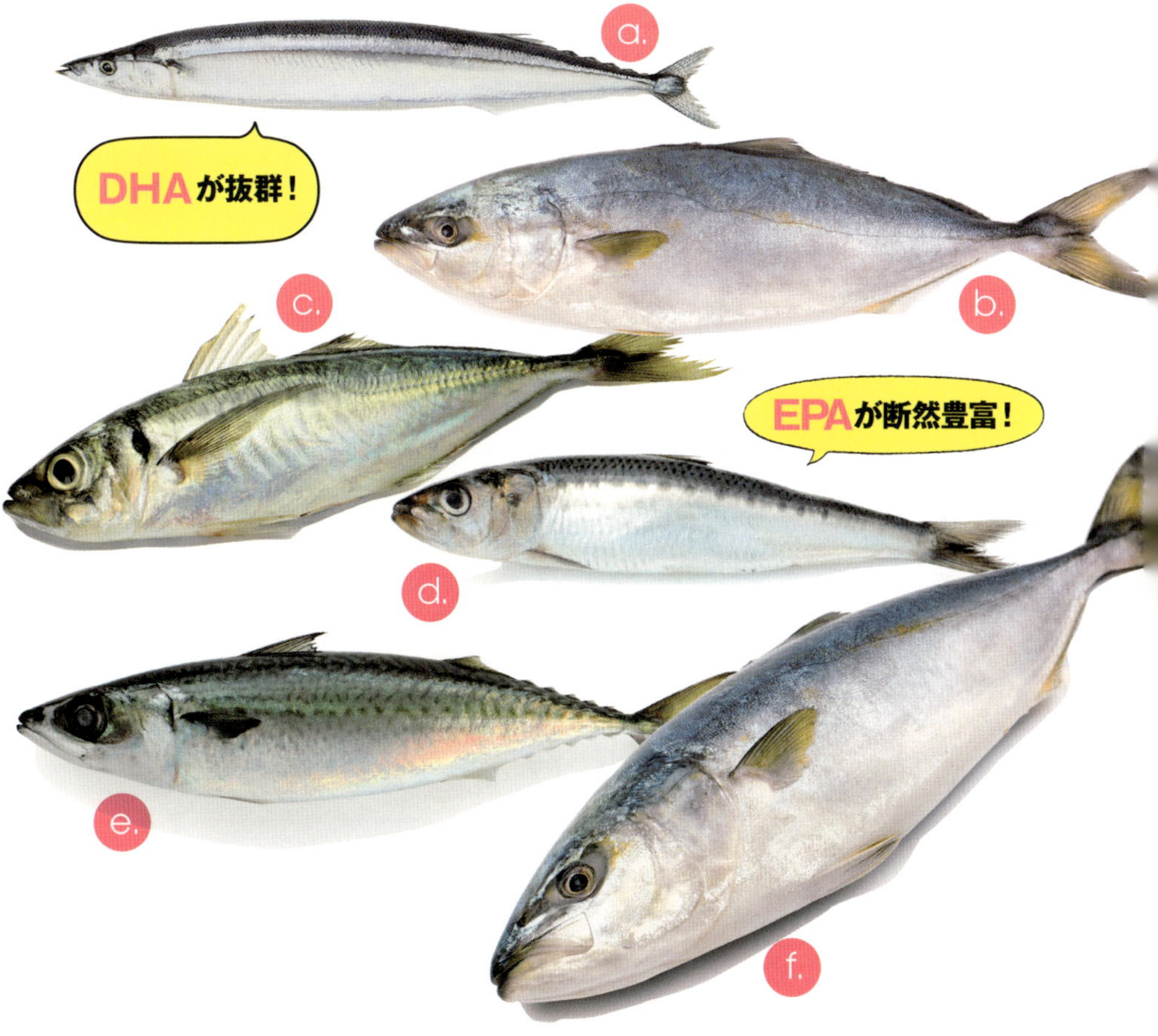

種類	多価不飽和脂肪酸	種類	多価不飽和脂肪酸
a. さんま	4.58g （2/3尾）	d. まいわし	3.81g （1尾）
b. はまち	4.52g （中1切れ）	e. まさば	1.91g （中1切れ）
c. まあじ	0.95g （2/3尾）	f. ぶ り	3.72g （中1切れ）

100gの生魚中の含有量を示す（カッコ内は100gのおよその目安量）　文部科学省食品成分データベースより

法則

07

朝食は『りんご』丸かじり

栄養豊富な果実・りんご

強い抗酸化力をもつポリフェノール・エピカテキンやクエン酸、塩分を体から排出するカリウム、腸のはたらきを助ける水溶性食物繊維・ペクチンといった栄養素の相乗効果で、血圧の上昇を抑制し、血流改善に役立つ果実・りんご。

栄養素が皮と皮の周囲にたくさん含まれているので、丸ごと食べなきゃもったいない。ぜひ、皮をむかずにかぶりついて、よくかんで味わってください。胃腸の調子や歯が悪いときは、皮ごとすりおろして食べてもOK。

毎朝果実で一日をスタート！

朝食に食べるわけは、ポリフェノールやクエン酸が、食後比較的早い時間で抗酸化力を発揮するから。

そしてペクチンの整腸作用は、一日の排泄のリズムを整えてくれます。

排便でいきむと血圧の急上昇を招くので、血圧が高めの人はお通じのリズムを整えたいものです。

朝食に食物繊維が豊富な果実をとるのが理想的で、ときどき気分を変えたい朝は柿、バナナもOKです。

おすすめの朝の果実

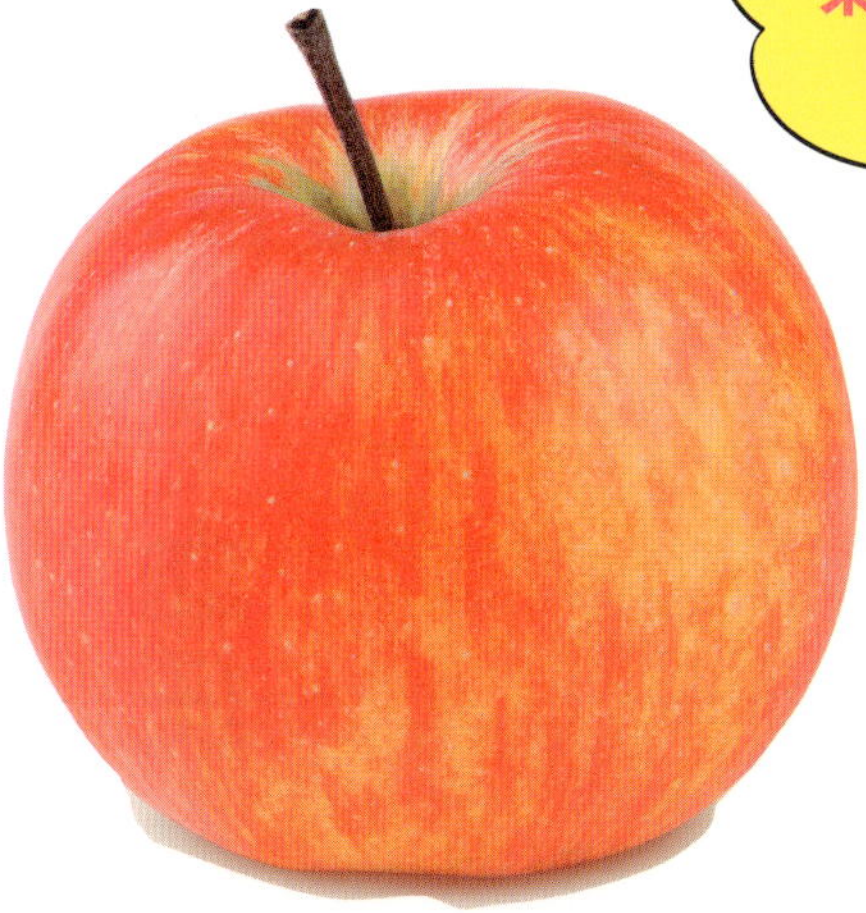

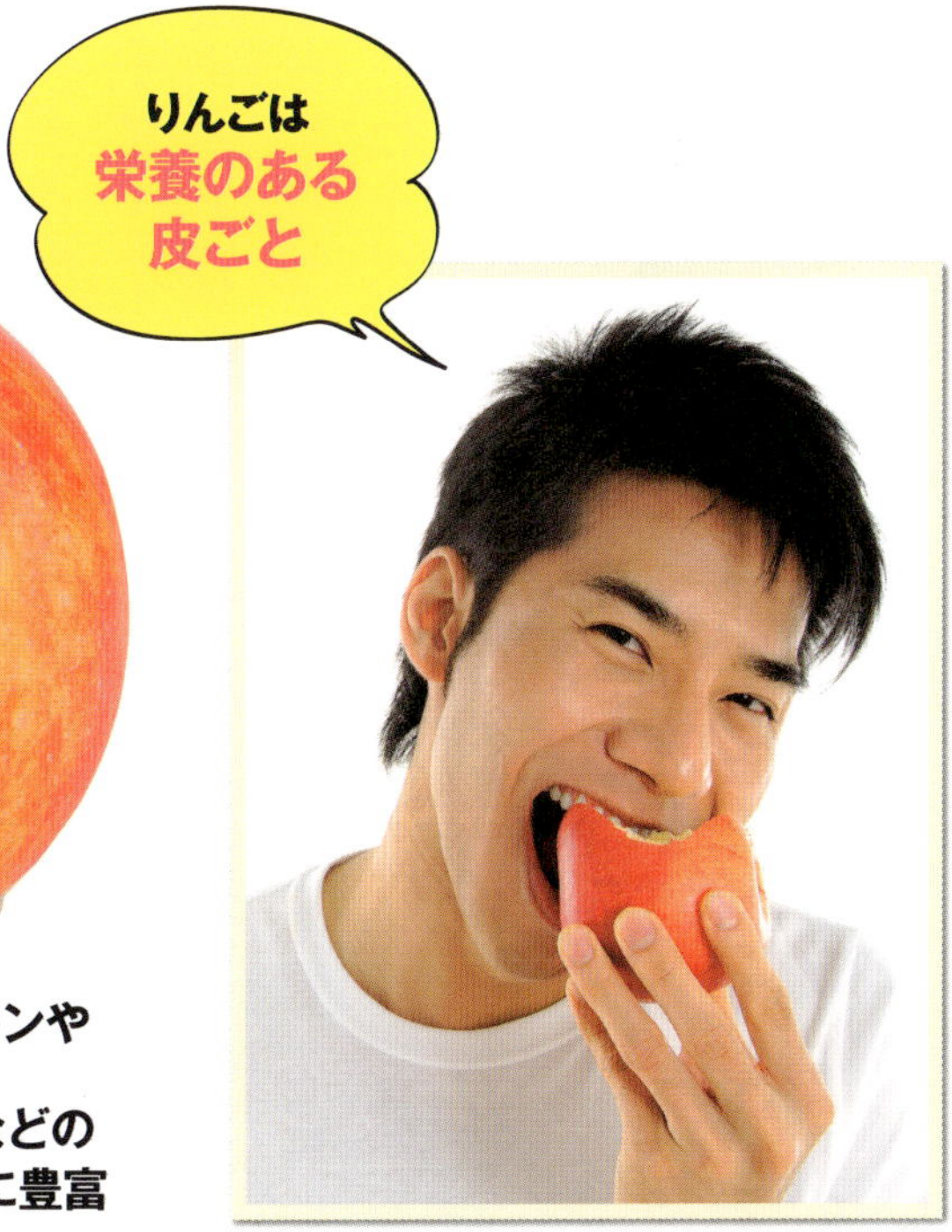

ポリフェノール・エピカテキンや
クエン酸、カリウム、
水溶性食物繊維・ペクチンなどの
栄養素は皮と皮の周囲に豊富

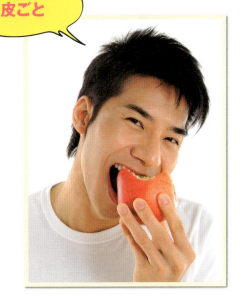

柿やバナナもOK!!

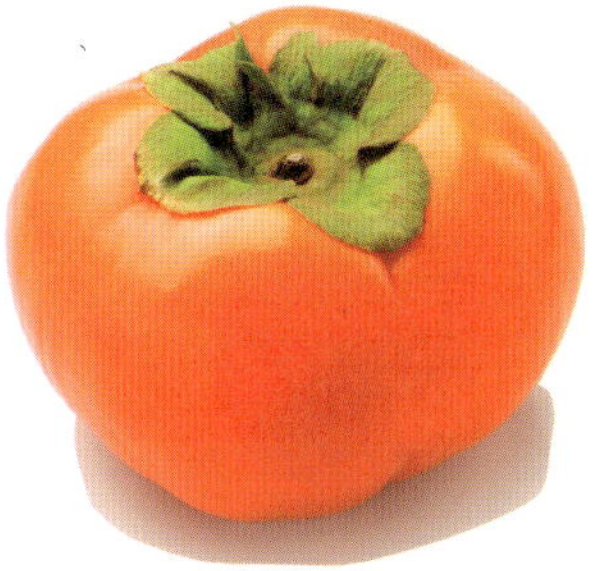

"柿渋"の正体はポリフェノール・タンニンで、甘い柿にも成分あり。同様に抗酸化力が強い色素成分(β-カロテン等)、カリウム、食物繊維も豊富

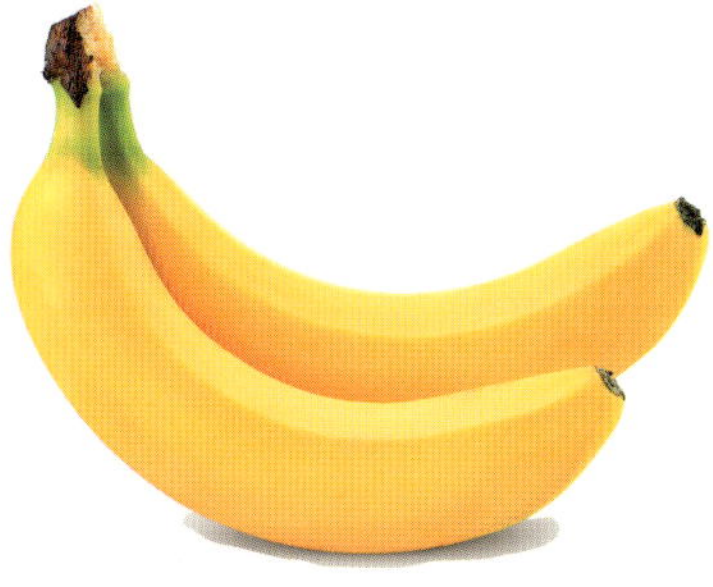

カリウムの含有量が多く、抗酸化力の高いホルモン・メラトニン、食物繊維も。朝とると、夜の睡眠の質が改善され血圧安定につながる果実

法則

08

『黒酢』で血圧上昇を抑える

大さじ1杯の「酢」を毎日とろう！

昔から、黒酢などの酢は「体にいい」と言い伝えられてきましたが、昨今、それを科学的に証明する報告がありました。

左のグラフは高めの血圧を下げる酢のはたらきを表したもの。血圧が高め（最高血圧・130～159㎜Hg、最低血圧・85～99㎜Hg）の男女が食酢約15mlを含む飲料を1日1本（100ml）、10週間毎日続けて摂取した結果です。大さじ1杯（約15ml）の食酢を毎日とることで、高めの血圧が低下するというデータです。これは酢酸のおかげ、このパワーにあやかりましょう！　塩分を控えめにしても、酢を使うと料理全体の味を上手に引き立たせる効果があるという点からも、積極的に活用したい調味料です。

とくに旨味成分であるアミノ酸が豊富だから黒い「黒酢」は酸味がまろやか。大さじ1杯分を小皿にとり、食卓へ。減塩料理の「味が物足りないな」と感じたときに、ちょいつけで旨味をプラスして。

アミノ酸は、人の体のたんぱく質を構成するもとになる成分で、良質なアミノ酸をいろいろな食べ物からバランスよくとることが健康づくりに大切とされています。

血圧を下げる酢のはたらき

最高血圧（収縮期血圧）の変化

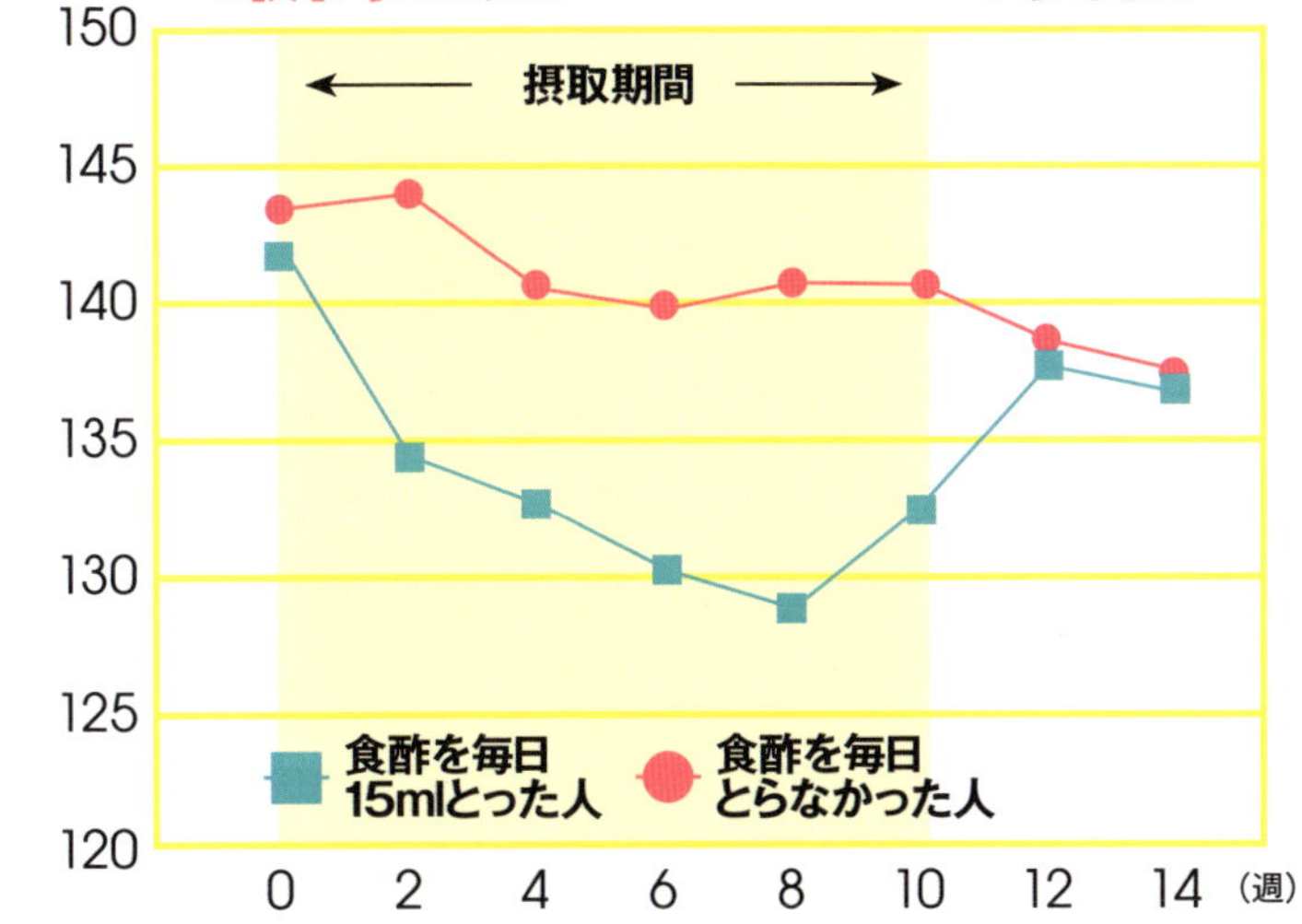

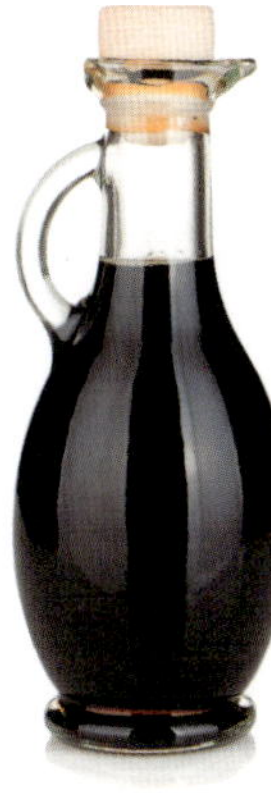

10週間摂取後の平均低下率は、
最高血圧で6.5%、
最低血圧で8.0%

最低血圧（拡張期血圧）の変化

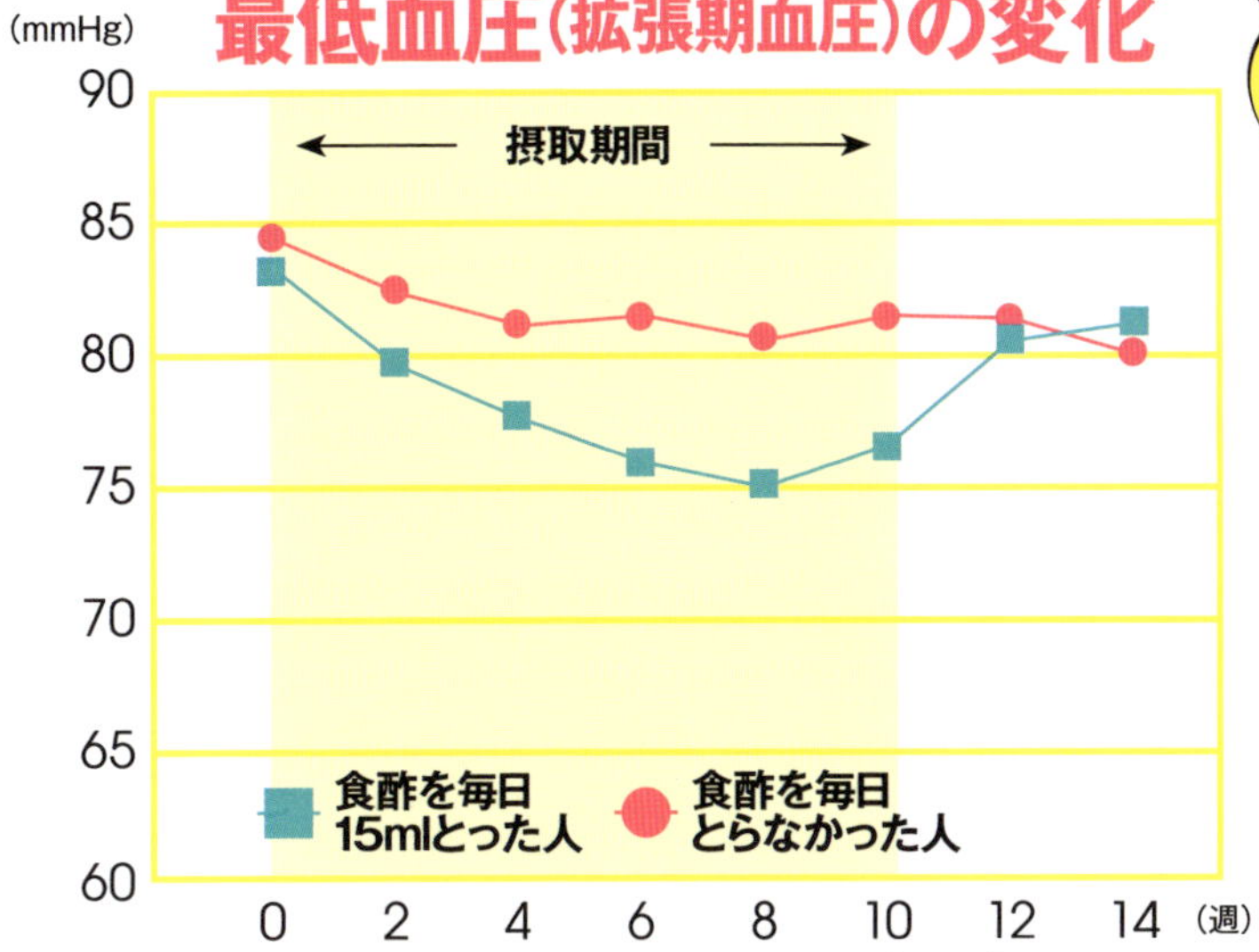

出典：やさしいお酢のはなし（ミツカングループ）
「食酢配合飲料の正常高値血圧者および軽症高血圧者に対する降圧効果」
（健康・栄養食品研究 6（1）:51-68 2003）より作成

法則

09

漬物は『ピクルス』で代用

ストックしておきたいピクルス

漬物や佃煮《つくだに》、明太子などのごはんの友は塩分が高い食べ物の代表格です。

減塩にチャレンジするまでは、食事のとき、そうしたものをずらりとテーブルに並べていた人なら、全部をなくしてしまうのはさみしいもの。合間にちょっとつまむ何かがなきゃ、物足りません。

そこで代用品として「ピクルス」作りをしましょう。

酢に含まれる酢酸は血圧を下げる可能性があり、毎日大さじ1杯（約15ml）の食酢をとるのが血圧コントロールによいという報告もあります（36ページ）。

「野菜」と「きのこ」で作ろう

腸の中を掃除してくれて体の中の塩分を排出する食物繊維が豊富な「野菜」や「きのこ」をしっかりとるための常備菜としても重宝。食卓へは汁気をしぼって出せば塩分控えめのサイドディッシュになります。

素材の風味と歯応えが強い〝浅漬け〟がおいしいので、2～3日で食べきれる分をいろいろな食材で作ると食べる楽しみが増えます。減塩レシピで作り置きしましょう。

簡単に作れるピクルス

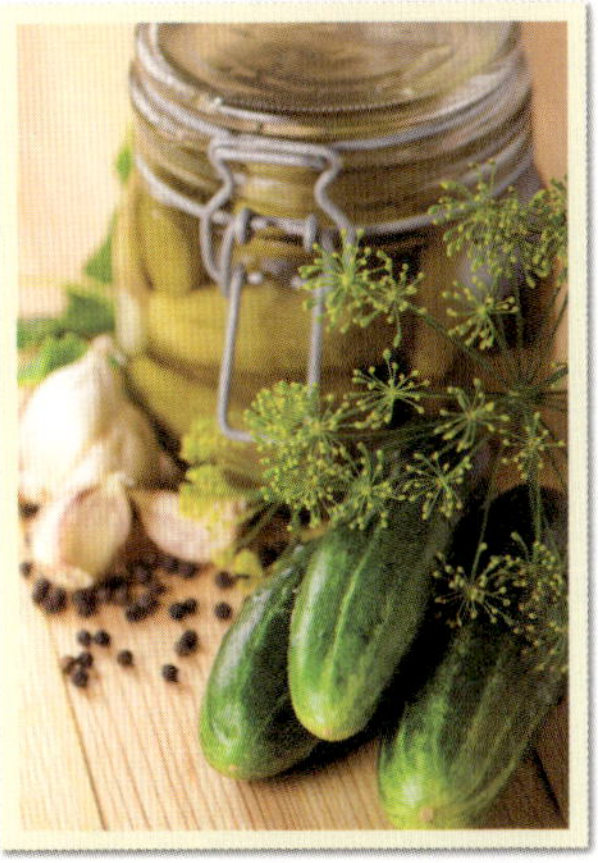

調味液には2g程度の塩分が含まれます(野菜の吸収率は切り方によって変わります。スライスの場合、吸収率が上がるので、調味液をよくしぼって食卓へ)

用意するもの：

使用野菜：

きゅうり中1本、かぶ小1個、にんじん小1本

和風調味液：

白だしや味つけつゆ、いずれか小さじ3＋食酢150cc

洋風調味液：

コンソメ1本(4～5g)を50ccの熱湯で溶き、冷ましたもの＋食酢150cc

お好みの香辛料やハーブ、果皮など(手軽なものはこしょう、糸とうがらし、粒マスタード、カレー粉、ローズマリー、セージ、ゆず皮、レモン皮)、甘味を足す場合はハチミツをプラス

作り方：

① 蓋つき容器を熱湯消毒しておく(または保存バッグなどでもOK)

② 和洋どちらかの調味液に好みの香辛料やハーブを加えて混ぜておく

③ 野菜は食べやすい大きさに切る。下ゆでするものはゆで、水気を切る

④ ①の容器に、野菜(ゆでたものは冷める前に)を入れ、②の調味液を注ぐ

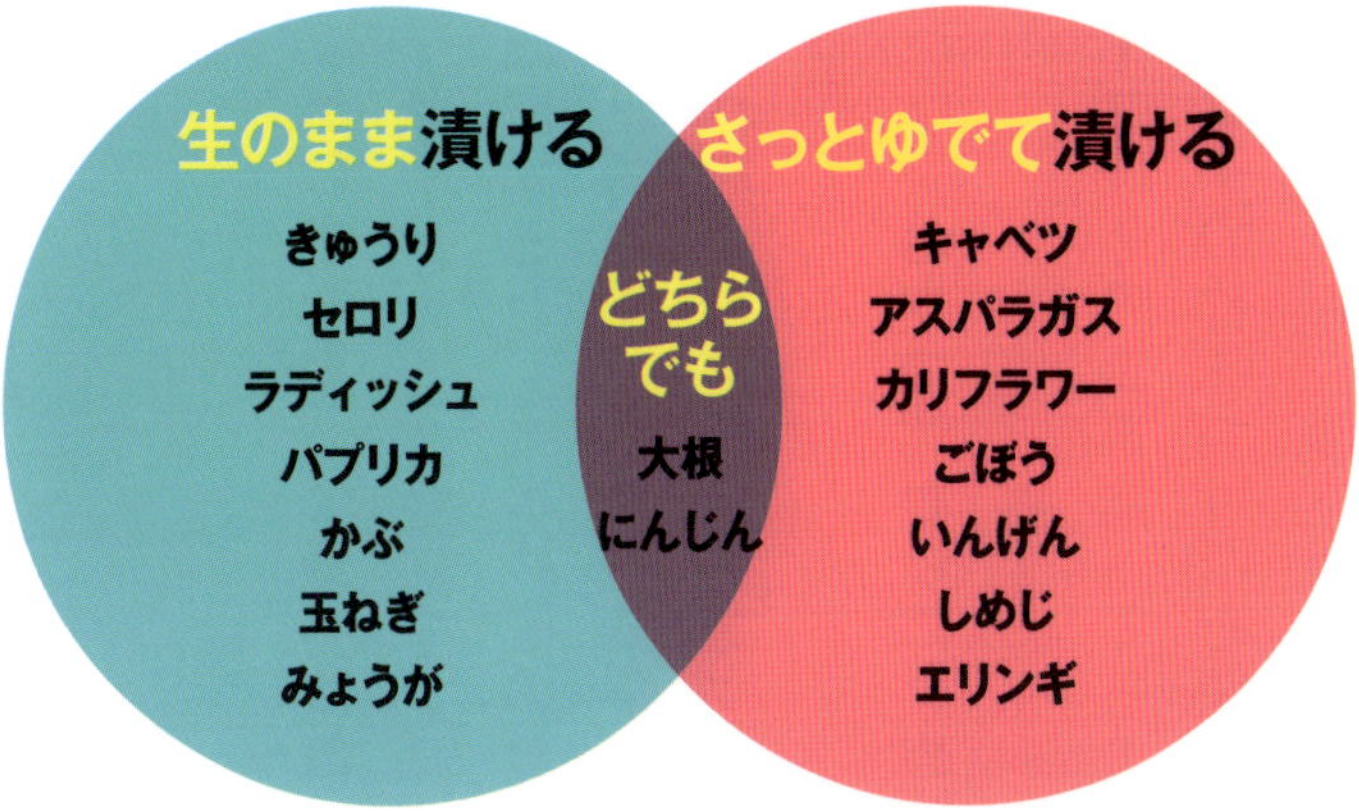

法則

10

甘味は『天然ハチミツ』を活用

食べ物

甘いものも食べ過ぎ注意

血圧コントロールのための食事改善では「減塩」と「減量」に同時に取り組むので、しょっぱいものとともに甘いものも食べ過ぎに気をつけなければいけません。

そしてスイーツにも隠し味に塩分が使われていることが多いので、減塩の点からもどんなものを食べて甘味欲求を満たすか、注意を。

おすすめ甘味・ハチミツはカリウム豊富

例えば甘いものが欲しい気持ちが満足し、しかもビタミンやミネラル、アミノ酸などもとれる天然ハチミツがおすすめ。塩分を体の外に出すはたらきがあるカリウムが豊富です。

また甘いものを口にすると、食事終了の合図になって食欲が鎮まるので、適量の食事が終わったら小さじ1杯程度の天然ハチミツをなめると過食を防げます。

固形タイプのものは、おやつ代わりになめるのに最適。

一般的な液状タイプはそのまま食べてもよく、飲料や、料理、菓子の甘味づけにも使えて重宝です。

栄養成分は高純度の製品に含まれているので、品質で選びましょう。

おすすめの甘味は4つ

巣ミツ

巣ミツはミツバチが自然の花からミツを巣に集め、完全熟成させ、ミツロウで蓋をした巣を切り出したもの。ガムのようにかむとシャリシャリの食感もおいしい

天然ハチミツ

純度の高い天然ハチミツは、天然のマルチビタミン＆ミネラルサプリ。ミツバチの生産物は「アピセラピー」という代替医療として健康づくりに大いに活用されている

大豆オリゴ糖

大腸まで届く難消化性で腸内の善玉菌を活性化させ、整腸作用がある。原料としてはビートやトウモロコシなどもあり

黒砂糖・キビ糖

精製途中の砂糖液（原料はサトウキビ）をそのまま煮詰めて作るので、純度が高く、ミネラルがとれる

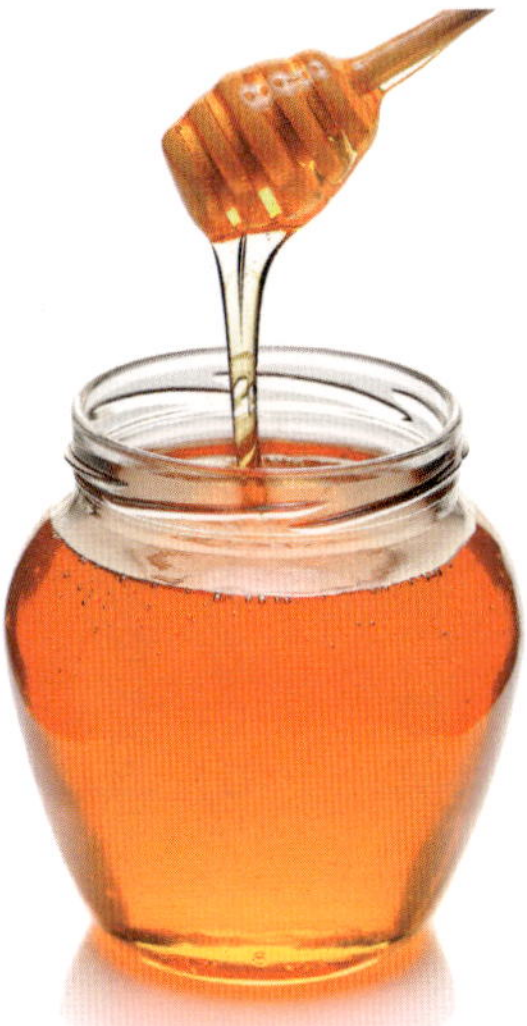

法則

11

『8品目みそ汁』を飲む

塩分を含む汁の量が減り、おいしく減塩

一般的に、みそ汁やすまし汁には1・5～2・5gの塩分が含まれています。

これを1日に3度飲んでいると、減塩達成は困難です。

そこでみそ汁などの汁物（洋風のコンソメスープなども含め）を飲むのは1日1杯だけと決めましょう。

具は8品目以上として「淡色野菜＋α」の方程式を基本に作れば、塩分控えめでもおいしい汁物に。

1日に必要な野菜の量は、

・淡色野菜　両手約2杯分

・緑黄色野菜　両手約1杯分

です（総量350g以上）。淡色野菜を十分にとるには〝生〟では食べきれないので汁物の具材として使って。

大根やごぼう、里芋、葉物の軸部分を大きめに切り、よく煮て野菜の旨味を汁に出しましょう。

野菜がよく煮えてから加える＋αとしては、ねぎや玉ねぎなど香りの強い野菜や緑黄色野菜のほか、豆腐や油揚げ、こんにゃく、麩《ふ》、海藻、きのこなど、いろいろなものを日替わりで加え、バランスをとりましょう。

減塩みそ汁のコツ

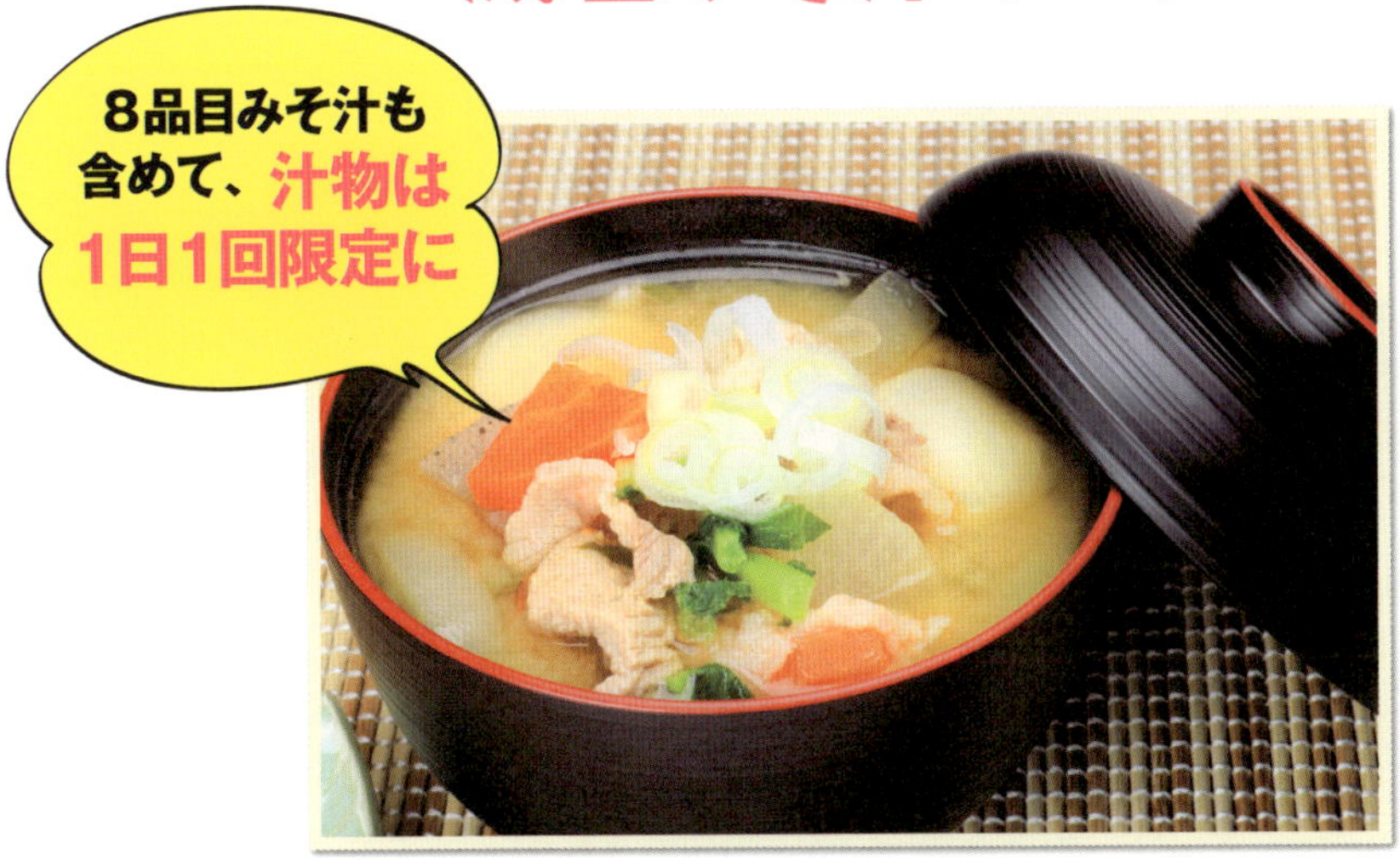
8品目みそ汁も
含めて、汁物は
1日1回限定に

具の品数を多く、
材料も大きめにカットすれば、
減塩みそ汁に。塩分を排出するカリウムや
食物繊維豊富な野菜もとれる

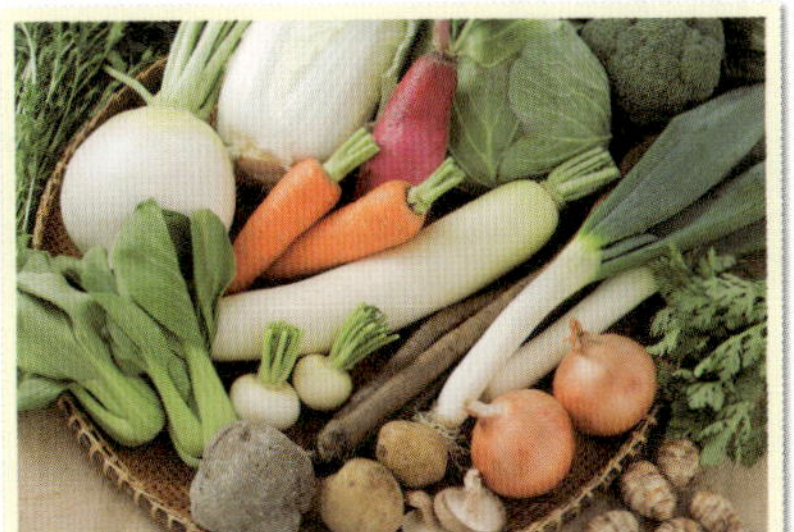

野菜

野菜から旨味が出る淡い色の野菜と香味野菜(ねぎ、玉ねぎ)、芋類を具の主役にしてたっぷり食べよう

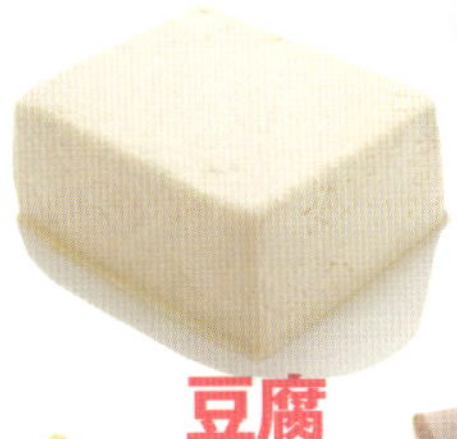

豆腐

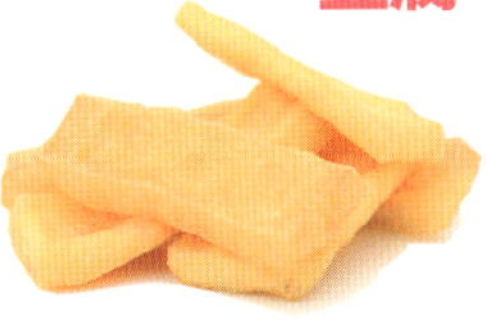

油揚げ

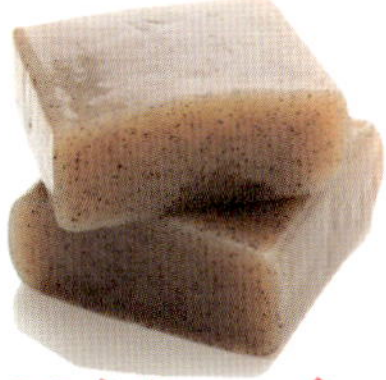

こんにゃく

味や食感のアクセントにいいのは良質なたんぱく質を含む豆腐や油揚げ、整腸によい繊維質が豊富なこんにゃく

法則 12

1日1回『トマト』を食べる

ビタミンカラーの野菜を「両手1杯分」

健康によい野菜として大人気のトマト。血圧コントロールのための食事改善にもトマトはぜひ1日1回は食べたいもの。

なぜなら赤・黄・緑などビタミンカラーの緑黄色野菜は、高血圧と高血圧が招く生活習慣病などの予防のために「毎日両手1杯分（約100〜150g）」食べるのがよく、とくにトマトは〝赤〟の代表的な野菜だから。

トマトの赤い色素成分・リコピンは強い抗酸化力をもっていて、同様にトマトに豊富なビタミンC、Eと一緒にはたらくことで、より強い血管老化予防パワーを発揮します。

種類も豊富なミニトマトはとくに栄養価が高く、手軽に食べられるので、積極的に食べましょう。

数種合わせてとると栄養豊富に

ビタミンカラーの野菜に含まれるβ−カロテンなどの栄養素は、1種類だけをたくさんとるより、複数種を組み合わせてとる方が栄養になります。

黄色や緑色の野菜も合わせて彩りよく食べて、効率よく栄養補給をしましょう。

赤・黄・緑の野菜を食べよう

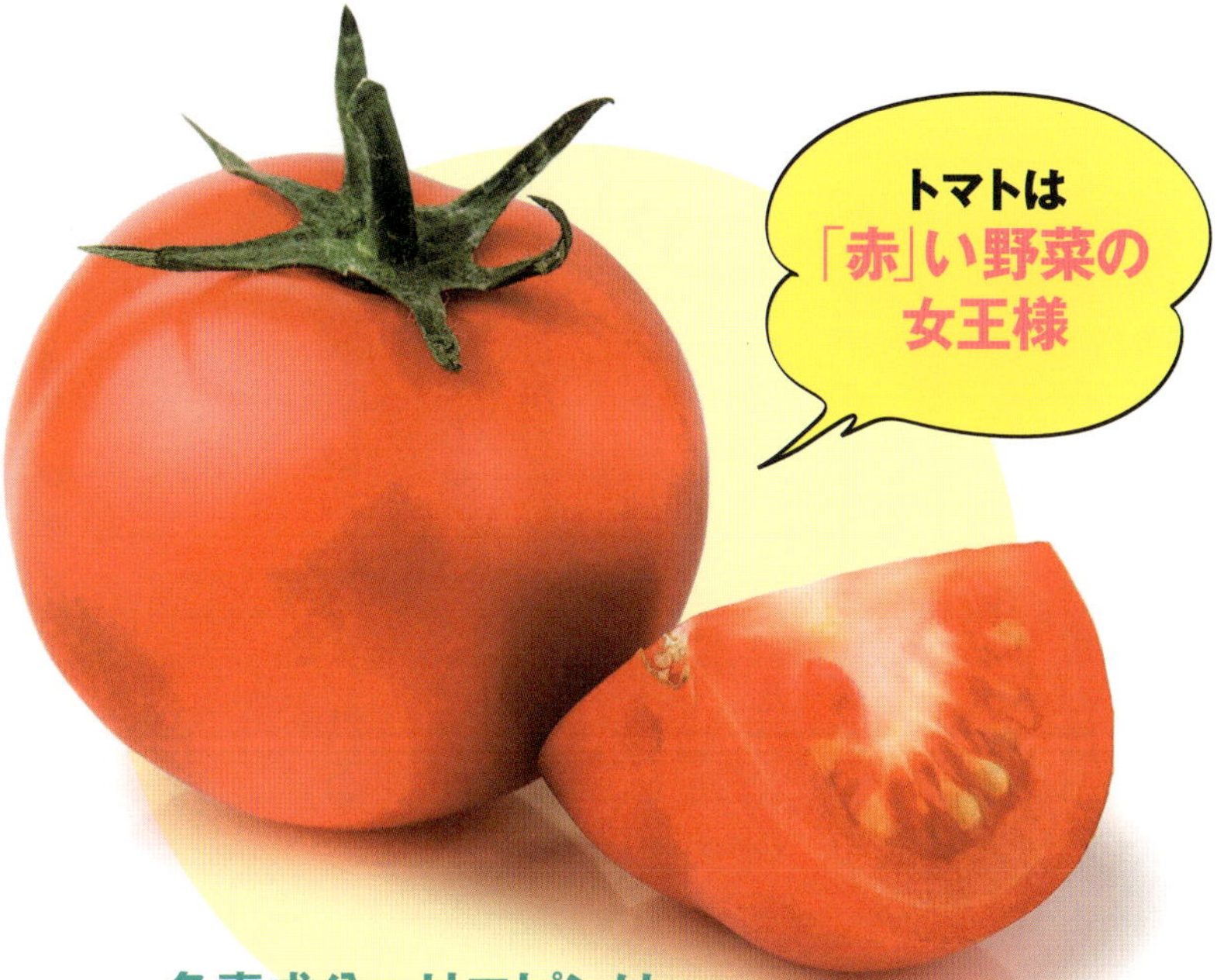

色素成分・リコピンは
ビタミンC、Eとともに血管の老化を防ぐ。
ミニトマトはとくに栄養豊富！

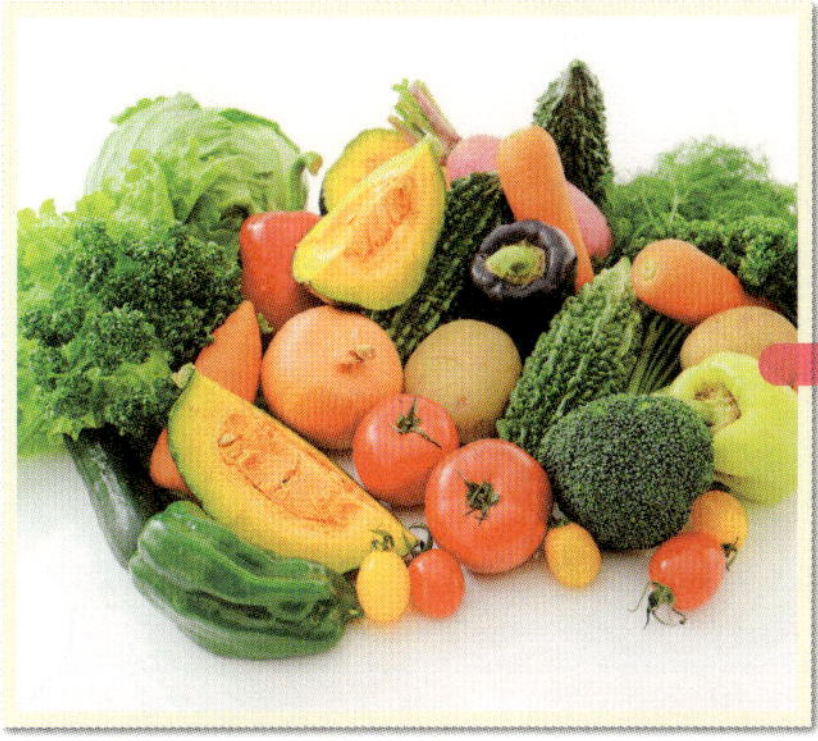

緑黄色野菜は「両手1杯分」、淡色野菜は「両手2杯分」が理想

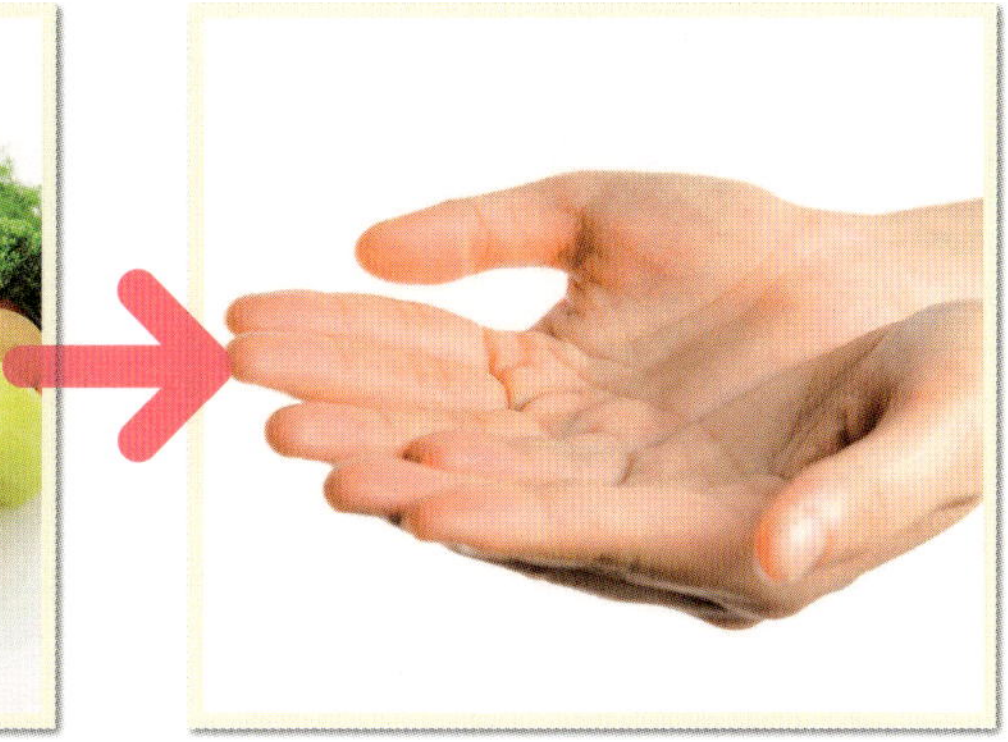

1日にとる野菜の量の目安は“手”で覚えて！

法則

13

片手1杯分の『きのこ』を食べる

カリウム、食物繊維がしっかりとれる

カロリーが低いのに、栄養豊富で、少量でも満腹感を味わうことができる食材がきのこです。

体の中の塩分を排出し、血圧コントロールを助けるカリウムや食物繊維がしいたけ、しめじ、まいたけ、えのき、エリンギなど、手に入りやすいきのこ全般に豊富です。

食物繊維の一種であるβーグルカンという成分は、免疫力を高めるので、血管のほかあらゆる細胞の老化予防のためにも毎日食べましょう。

天日で干すとよりおいしくなる

市販されているものはほとんど汚れがついていないので、キッチンペーパーで軽く拭く程度で、洗わず調理を。

たっぷり食べるには、いろいろな種類を組み合わせて炒め物にするのがおすすめ。さっとゆでて水気を切り、ピクルス（38ページ）にしておくと、常備菜になって便利です。

しいたけやしめじなどの旨味成分・グアニル酸は天日干しや冷凍で増え、よりおいしくなります。干したきのこを水で戻したら、栄養が溶け出した戻し汁も料理で活用を！

食べ物

きのこは減塩・減量の味方

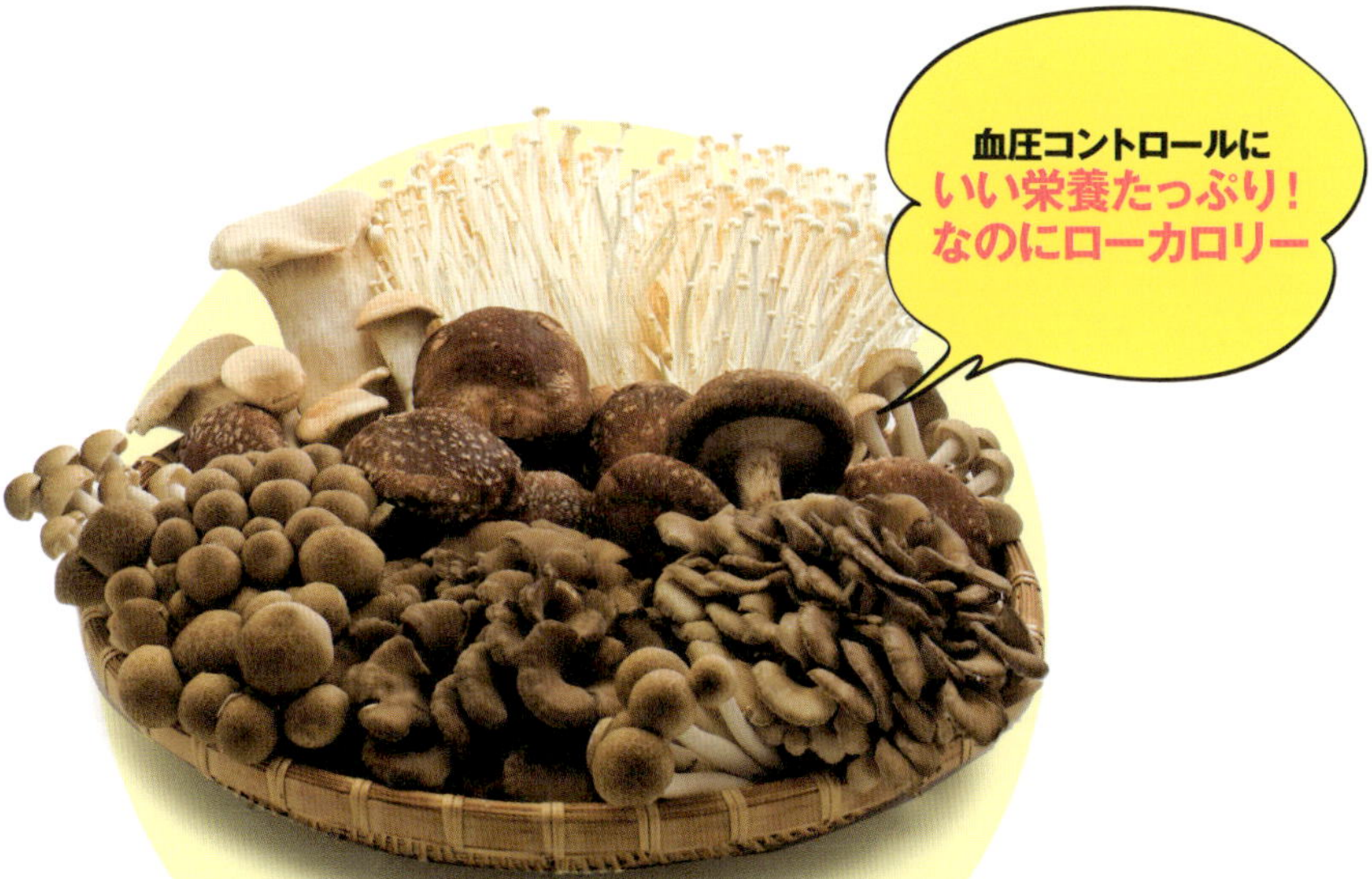
血圧コントロールに
いい栄養たっぷり！
なのにローカロリー

きのこはいろいろな種類を混ぜて使い、
食べきれない分は干すか、食べやすい大きさに切る、
小房に分けるなどしてから冷凍しよう

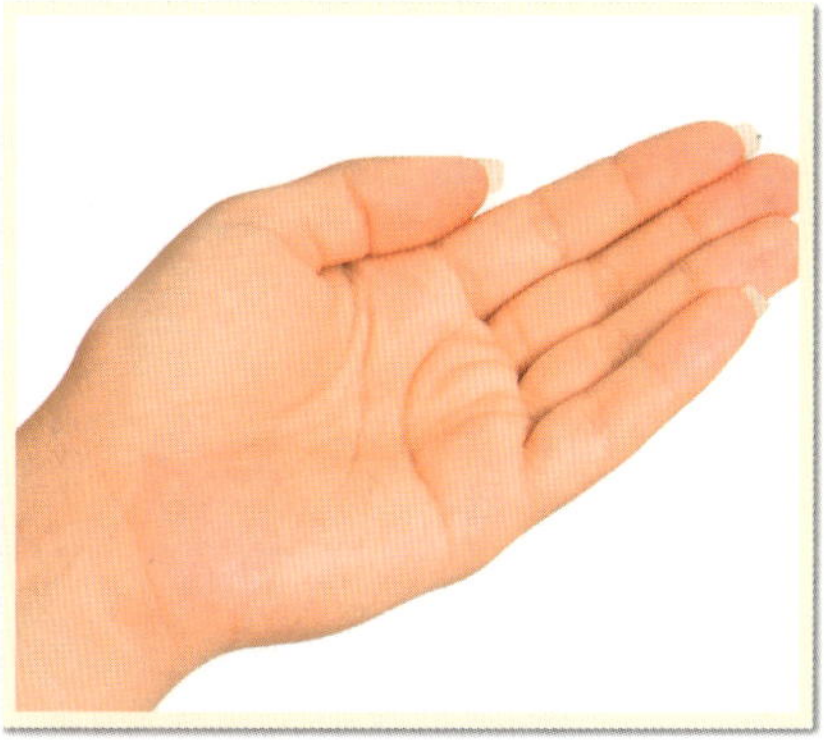

きのこも1日にとる量は手で覚えて。きのこは片手1杯分。ちなみに海藻は1日におよそ片手のひら大分が目安

法則

14

海の野菜『のり』をとる

海洋ミネラルがたっぷり、手軽にとれる

減塩中だからといって、ナトリウムを含むミネラル全般が豊富な食品を遠ざけて、ミネラルのバランスを崩してしまわないように注意が必要。

体に必要なミネラルが十分にとれるようにぜひ少量ずつ毎日食べたいのが、海の緑黄色野菜などとも呼ばれるのりです。

のりは不足しがちなカルシウムなど必須ミネラルが補える食べ物。味覚を正常に保つ亜鉛、塩分を排出するカリウムも豊富です。

また、植物性食材に珍しくＥＰＡ（エイコサペンタエン酸）が脂肪酸の5割を占めるのも特長。ＥＰＡは多価不飽和脂肪酸の一種で、血液をサラサラにするとされ、抗血栓作用が注目されている成分です。青魚の魚油に多い成分（32ページ）で、ほかではとりにくい栄養素なので、乾物で扱いやすいのりは重宝します。

味がついていないタイプの裏面（凹凸がある方）をさっとあぶり、食べやすい大きさにカットして、食卓に常備しましょう！

ただし、のりの佃煮など市販の加工品は塩分が多いので、食べ過ぎないように。

とくに輸入食品は味つけが濃いので気をつけて食べましょう。

栄養豊富な「のり」を食卓へ

○

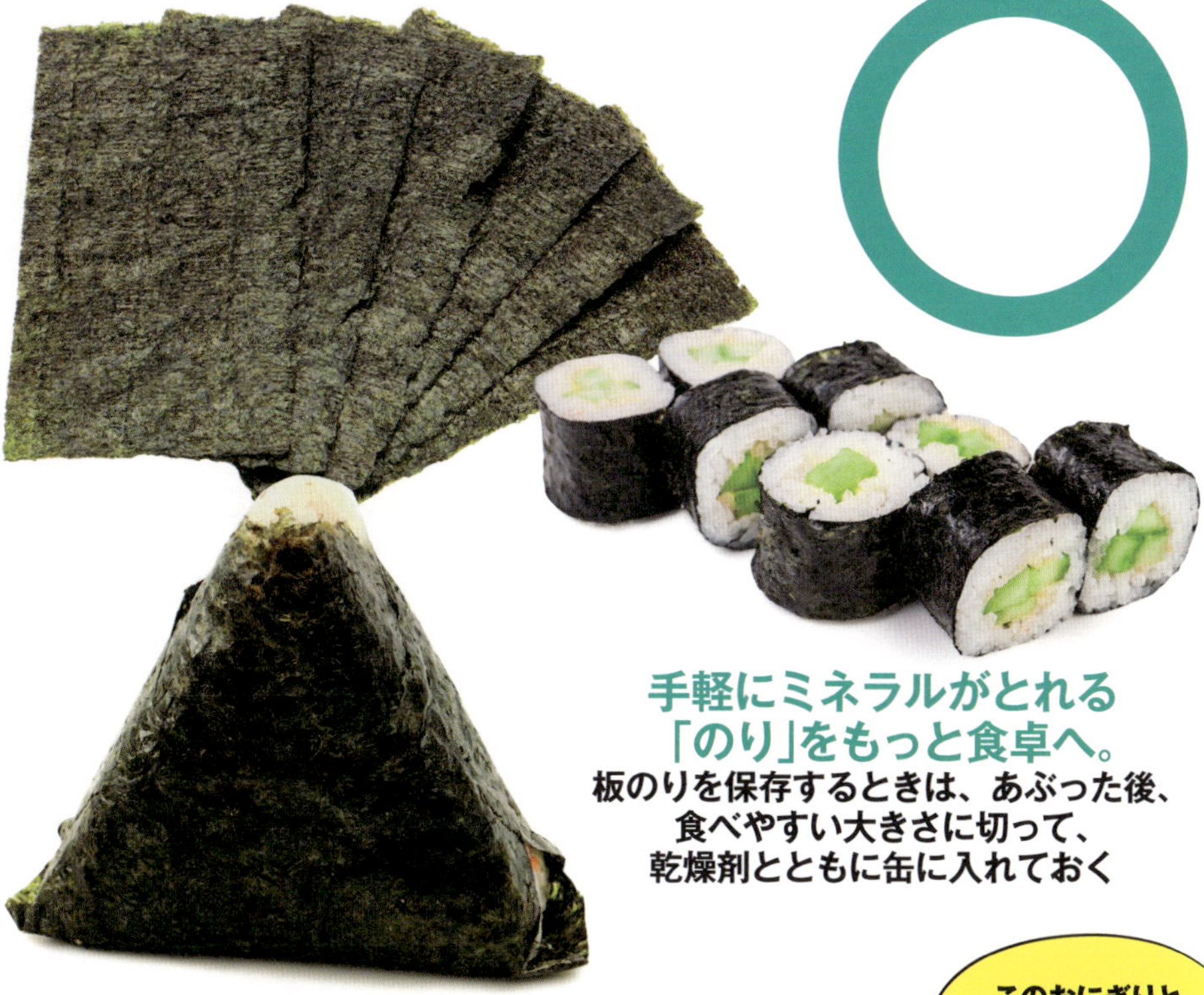

手軽にミネラルがとれる「のり」をもっと食卓へ。

板のりを保存するときは、あぶった後、食べやすい大きさに切って、乾燥剤とともに缶に入れておく

×

のり佃煮
味つけのり

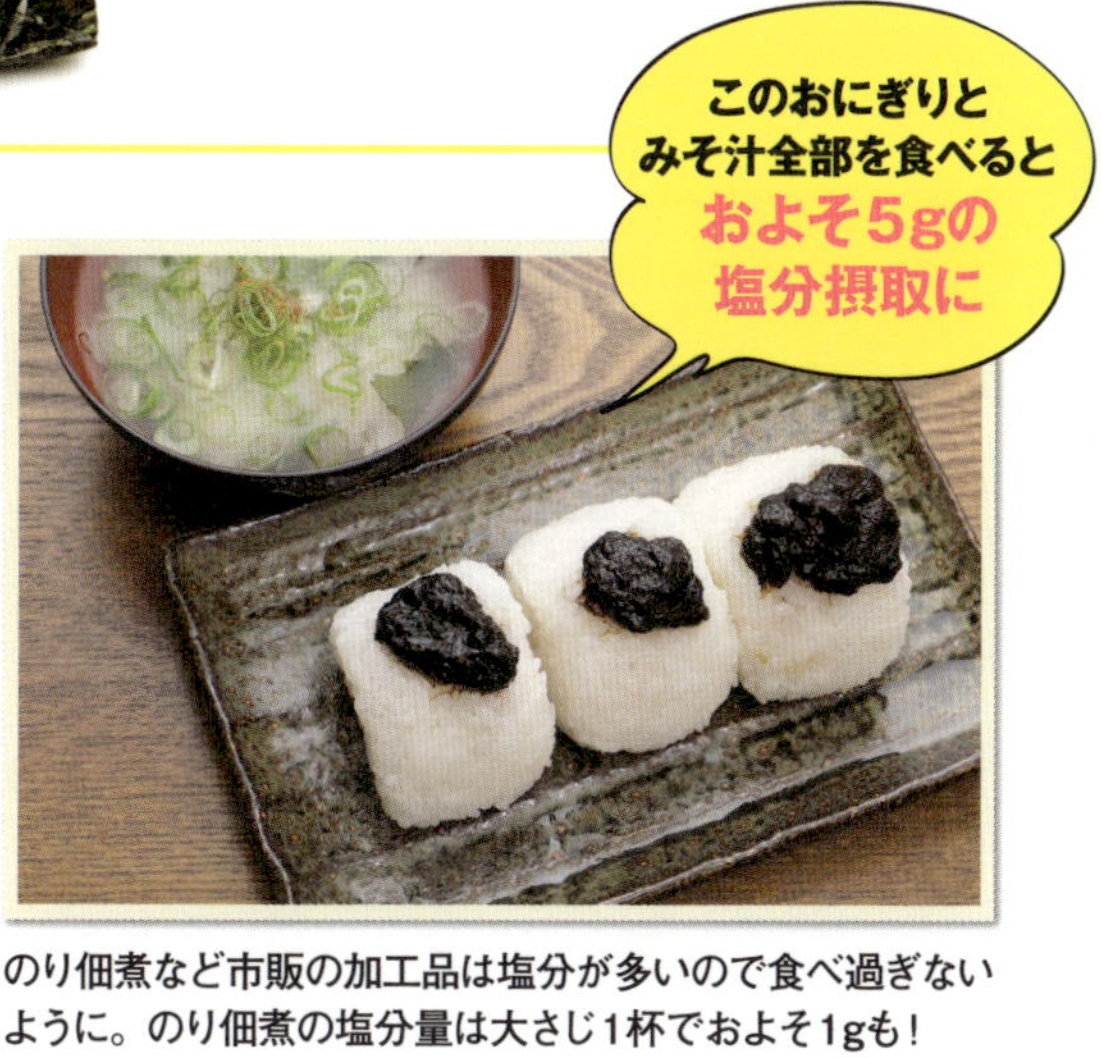
このおにぎりと
みそ汁全部を食べると
およそ5gの
塩分摂取に

のり佃煮など市販の加工品は塩分が多いので食べ過ぎないように。のり佃煮の塩分量は大さじ1杯でおよそ1gも！

減塩生活 NG食品10種

高血圧予防のために、なるべく控えたい食品トップ10は次の通りです。覚えておき、食べ過ぎないように気をつけましょう。

食品ジャンル	代表的な食品と塩分量
漬物	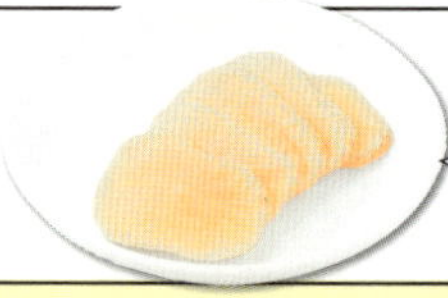 たくあん漬け 5切れ(30g) 塩分1.3g
佃煮	アサリ・佃煮 15g 塩分1.1g 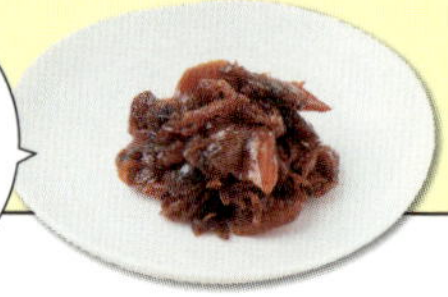
明太子や味つけのり、お茶漬けのもと、ふりかけなど ごはんの友	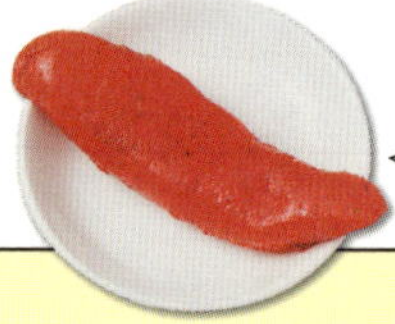 明太子 1/2腹(60g) 塩分3.4g
かまぼこなど 練り物	焼きちくわ・中 1本(30g) 塩分0.6g 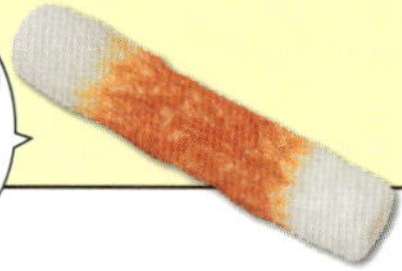

COLUMN

食品ジャンル	代表的な食品と塩分量
魚介の干物	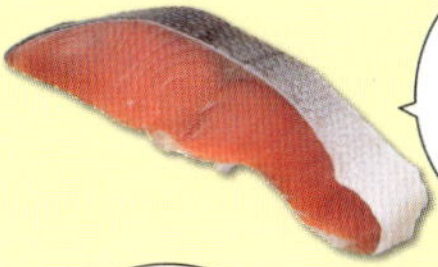 塩ザケ・辛口 80g 塩分3.8g
ハムやベーコンなどの **加工品**	ロースハム 5mm厚さ1枚 (45g) 塩分1.1g 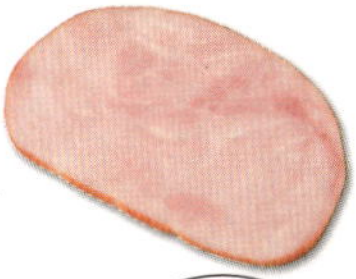
さきイカなど **珍味**	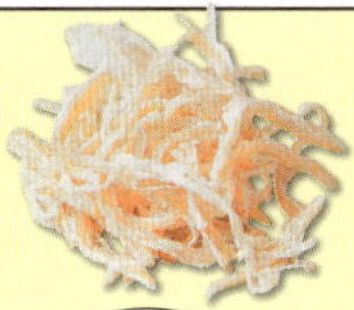 さきイカ 20g 塩分1.4g
汁物(麺類含む)	しょうゆ ラーメン 塩分7.1g 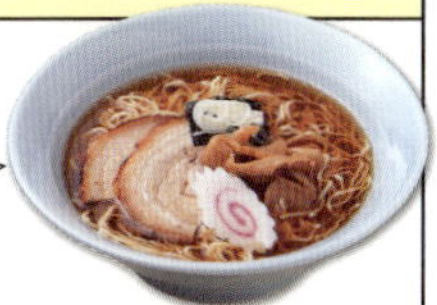
丼物	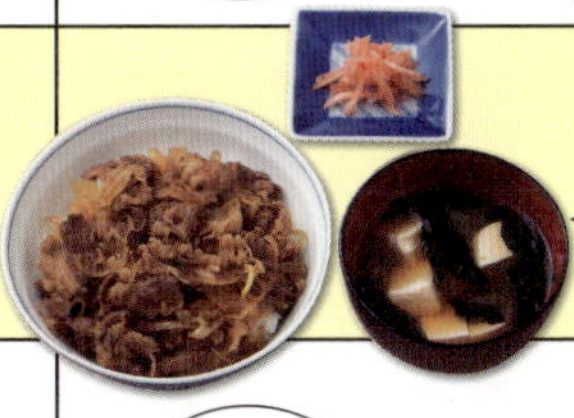 牛丼セット 塩分7.1g
煮物	カレイの 煮つけ 塩分2.4g 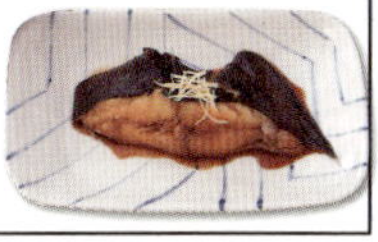

写真および塩分データは、『塩分早わかり　第3版』(女子栄養大学出版部)より　たくあん漬け：P54、アサリ・佃煮：P62、明太子：P26、焼きちくわ：P35、塩ザケ・辛口：P11、ロースハム：P38、さきイカ：P126、しょうゆラーメン：P140、牛丼セット：P142、カレイの煮つけ：P148から転載

知っ得コラム④

COLUMN

薄味で満足するために「熱々」を控える

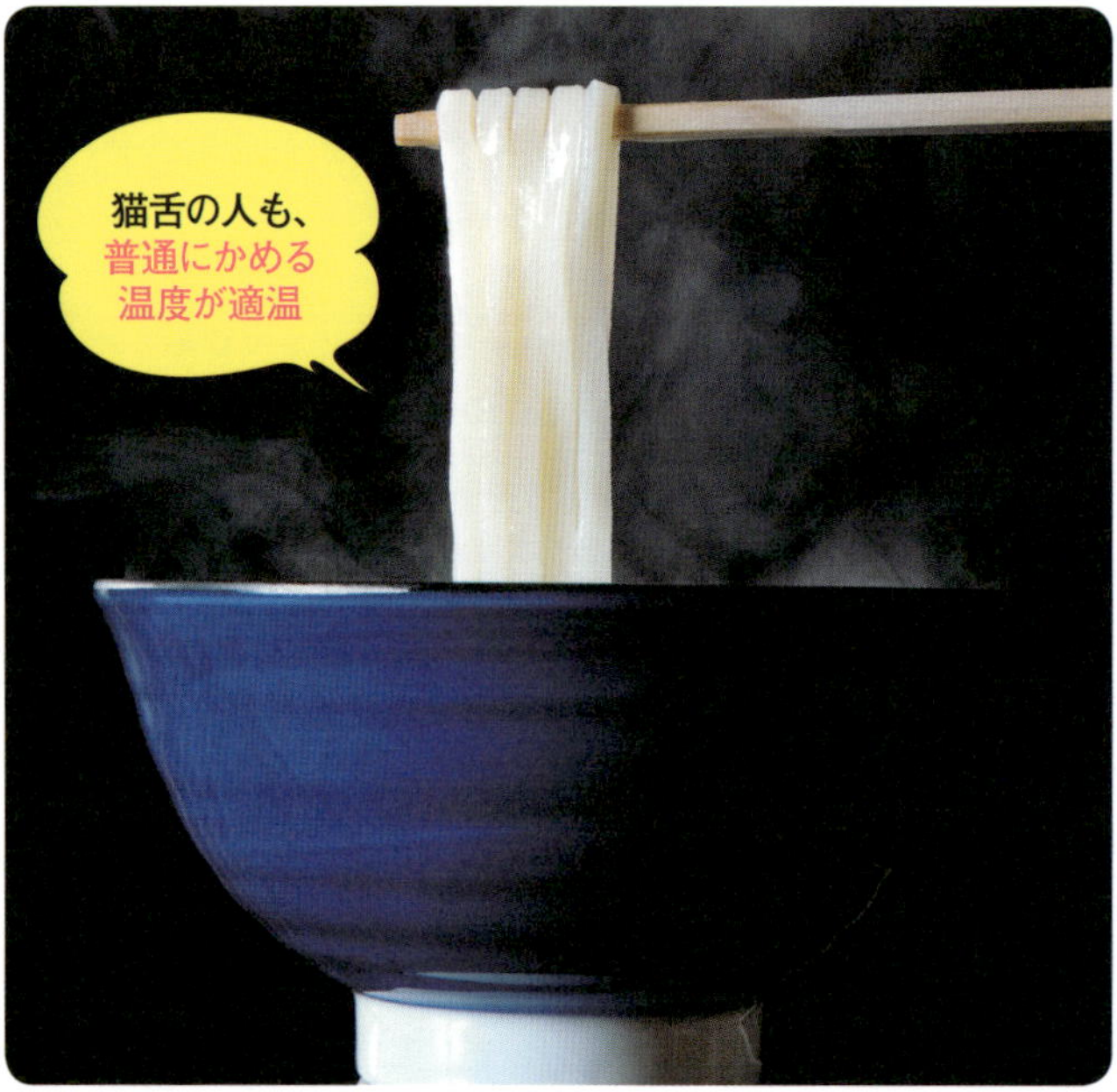

口の中をやけどするほど熱々の料理は、しっかりとかめる温度に冷まして食べましょう。味を感じる舌の器官は「味蕾《みらい》」で、舌の表面の突起の付け根などにあり、このセンサーは舌にやけどをすると感度が落ちてしまいます。

また、加齢とともに起こりやすくなるドライマウスでも、唾液の量が減って食べ物の味の成分が溶け出しにくくなり、味蕾が味をキャッチしにくくなります。

ただし、やけどやドライマウスで、水を飲みながら食べるのはNG。味が薄まり、微妙な味が分からなくなるので、濃い味を足してしまいがちです。また、唾液が少ない人はあごの周りをマッサージしてみて。マッサージをしても唾液が出てこなかったら、ドライマウスを診察してくれる専門歯科に相談を。

第3章

自力で血圧を下げる「食べ方」の法則

何を食べるかと同様に、どのように食べるかも大切です。薄味の料理も食べ過ぎれば減塩にはならないので、食べ過ぎ防止が肝心。ちょっとした工夫で、過食を防ぎ、満足感のある食事になるような食べ方ができます。ぜひ、今日から習慣に！

法則 15

1品『風味の強い味』作戦

薄味献立に満足するために

減塩の目標値をめざし、いきなり献立のすべてを薄味にしてしまうと、それまでの食事とのギャップが大きく、味気なさを感じてストレスになり、減塩を持続するモチベーションも下がってしまうでしょう。

したがって、メイン(夕食)の食事の献立の中の1品はしっかりと『風味』の強い味にして、食事の満足感を高めましょう。塩分だけを強めるのではなく、風味にパンチを効かせるテクがあります！ そして、なるべく風味豊かなできたてを食べましょう。

段階的に減塩達成を

減塩が健康づくりに大切なことだという認識が広まり、日本人の食塩摂取量は徐々に減少してきています。

とはいえＷＨＯ（世界保健機関）推奨値の1日5g未満から見ればまだ倍以上、平均で毎日10・1gをとっています（2019年）。

そこで厚生労働省は男性1日7・5g、女性1日6・5g未満をひとまずの目標に、段階的に減塩を達成することを奨励しています（日本高血圧学会推奨の基準値は男女とも1日6g未満）。

風味を強める小ワザ

- 甘辛い、酸っぱ辛いなど複雑な味にする
- スパイス、ハーブを効かせる
- 香味野菜やつま物をトッピング
  (しそ、ねぎ、みょうが、パクチーなど)
- 味、アクの強い野菜を添える
  (ざく切りトマト、玉ねぎ・セロリ・ピーマンのスライスなど)
- アクセントをトッピング
  (すりごま、クラッシュピーナッツ、スライスアーモンドなど)
- 果汁、果皮をたっぷりしぼる(すだち、ゆず、レモンなど)
- 煮炊きする食材にダシで下味をつけておく
- 焼き目をつけて香ばしさを出す
- 風味が引き立つそれぞれの料理の適温で食卓に出す
- おしゃれに盛りつけて出す

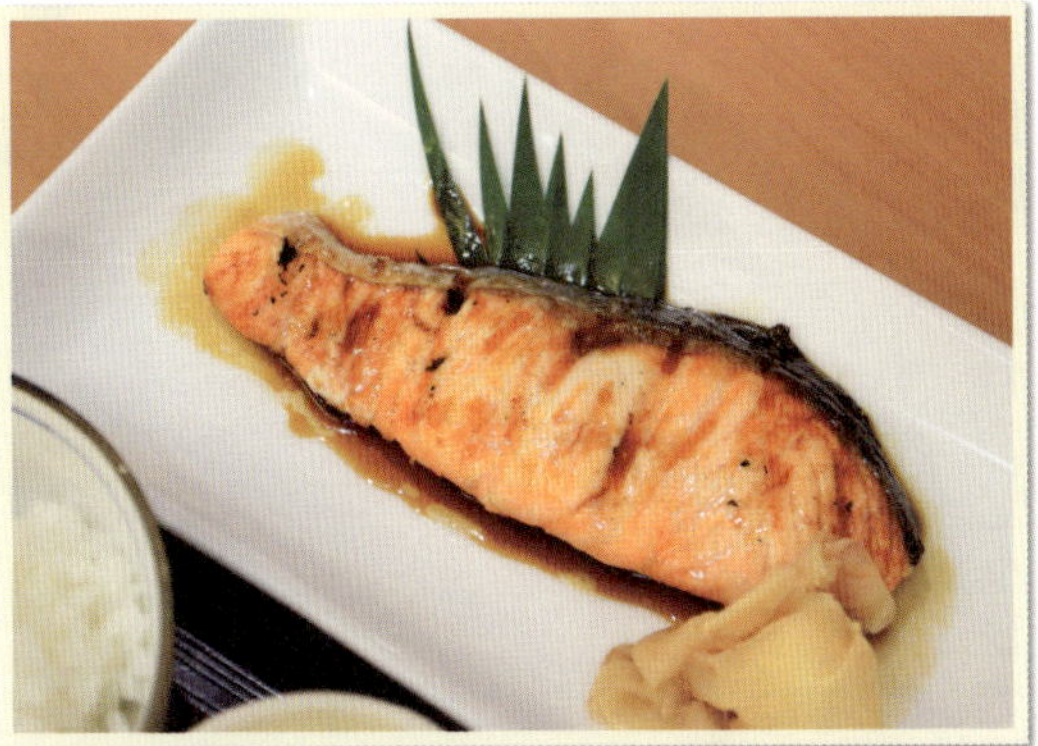

魚は厚めを選ぶ。タレで煮込むより、火が通った後にタレでてり焼きにする方が風味が強く、塩分控えめになる

塩分控えめ、
風味は強めに!

法則

16

下ごしらえで『ぬき塩』する

ちょっとひと手間で減塩

加工品や塩蔵品、缶詰などを食材として使うときは、塩分をぬく「ぬき塩」のひと手間をかけて、素材を塩分控えめの薄味に加工してから調理しましょう。

とくに、手に入りやすくなった輸入食品には塩分を多く含む加工品があるので注意しましょう。

ひと手間といっても数分のことです。

まず「ぬき塩」から始めれば、野菜の下ごしらえなど他の食材の準備をしている間に塩がぬけます。

付属のタレや調味料にも注意！

なお、市販されている食材や食品についているタレや調味料は「量が多く、味が濃いもの」と思って！

「ぬき塩」したいところですが、塩分だけ減らしづらいので、食材そのものにタレや調味料がまぶしてある場合はよく落とし、小包装で添付してある場合は量を控えめに使う、水や酢でのばして半量使うなど工夫しましょう。

手間はかかっても、ちょこちょこ減塩が成功のコツで、食事の満足度も下げない工夫になります。

食品別の「ぬき塩」術

ほかの具材を
準備している
間に完了！

加工品や練り物

ハムやソーセージなどは
熱湯に10分漬けた後、
水気を切る

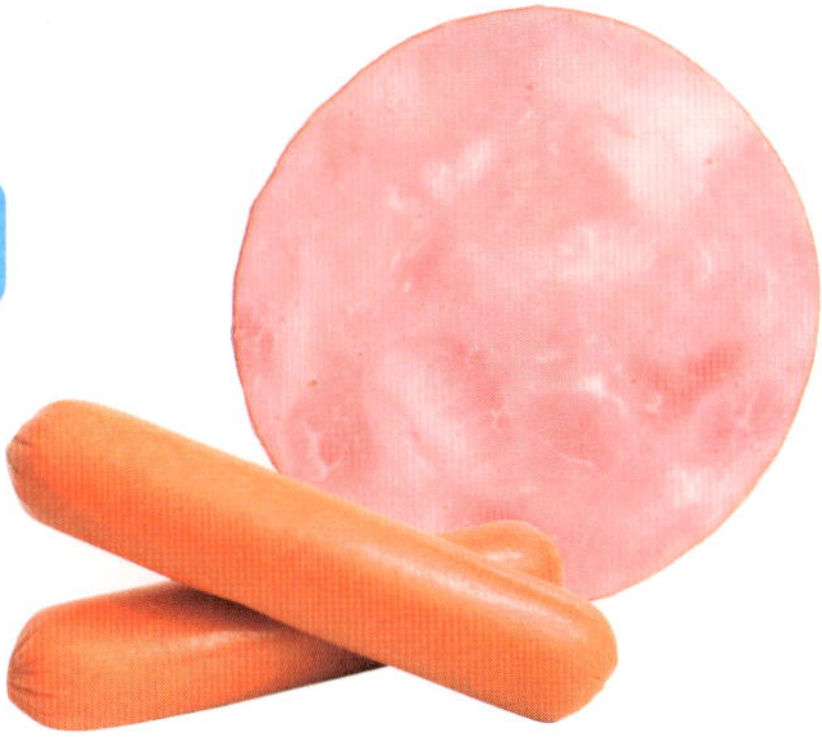

塩蔵品や佃煮

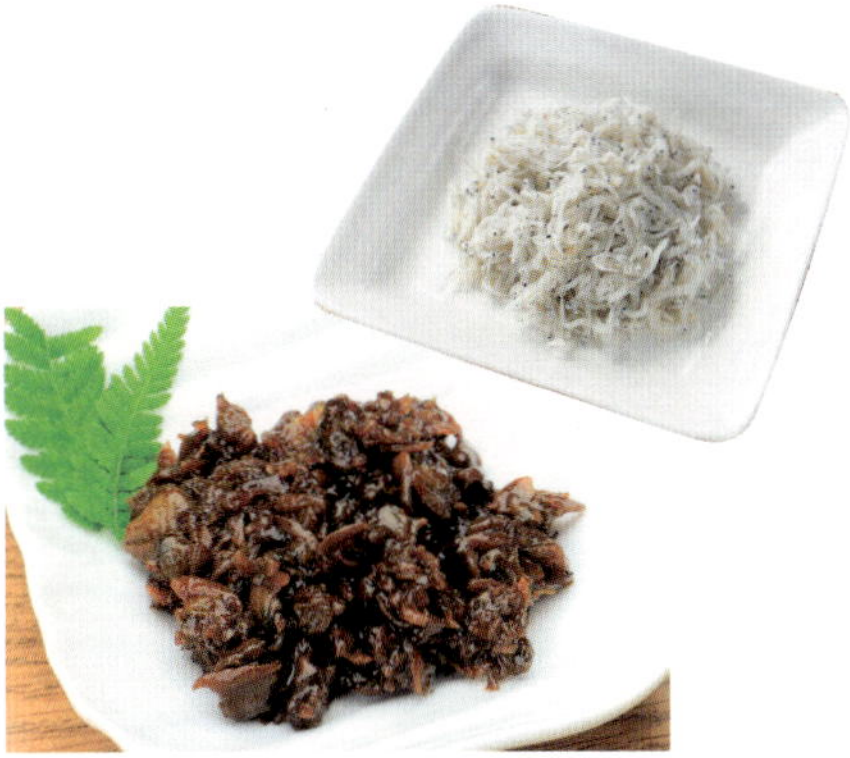

しらす干しやあさりの佃煮などは
水に10分漬けた後、
水気を切る

缶詰

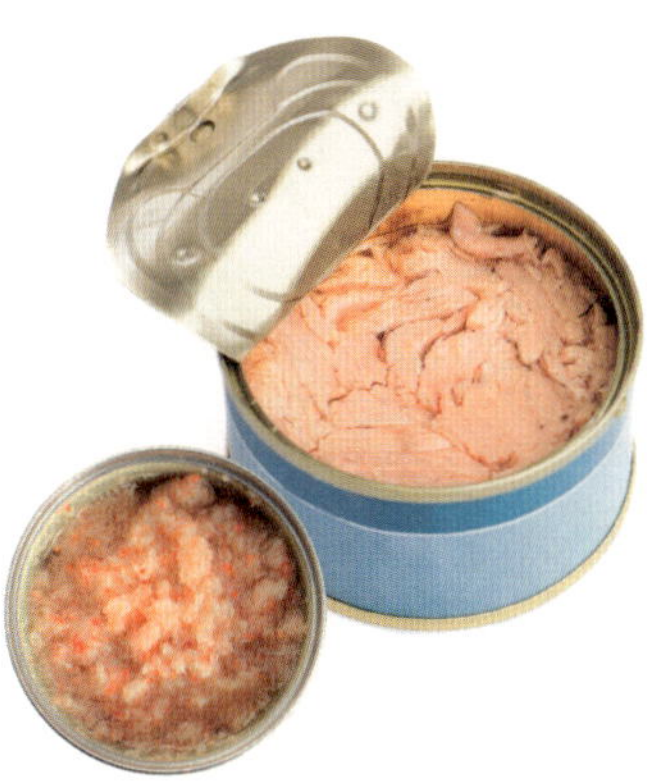

ツナ缶やかに缶は厚手の
キッチンペーパーに油分・
水分を吸わせ、しぼる

法則
17
ほんのり塩味の『ダシ』を味わう

塩分微量の即席すまし汁

和食のベースとなるダシに舌を慣らすと、微妙な味に敏感になれます。

塩味をつけなくてもかつおやさば、昆布、煮干し、混合削り節などでとるダシには少量の塩分が含まれています。

比較的塩分が少ないのはかつお節でとるダシ。みそ汁の代わりに、塩やしょうゆは足さずにダシを飲み、その味に慣れましょう。

もしくは左のページで紹介している「塩分微量の即席すまし汁」をみそ汁代わりの定番にしましょう。

薄味に慣れよう

ダシやすまし汁を飲んでも、最初は「味がしない」と物足りなさを感じるかもしれませんが、それは濃い味に舌が慣れてしまった証拠です。

長い時間かけて濃い味つけに慣れてきた場合、改善するには相応の時間が必要です。諦めないで、薄味にトライ!

減塩のために献立の中の1品を風味が強い味にしてもOKなので（54ページ）、逆に微妙な味に慣れる機会ももちましょう。

食べ方

塩分微量の即席すまし汁

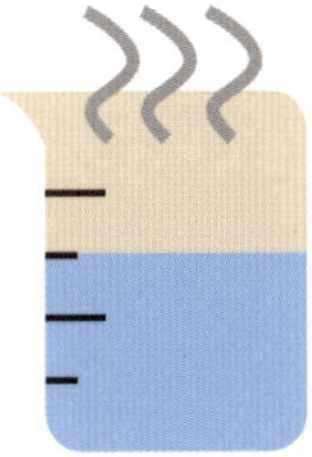

熱湯
(150cc)

＋

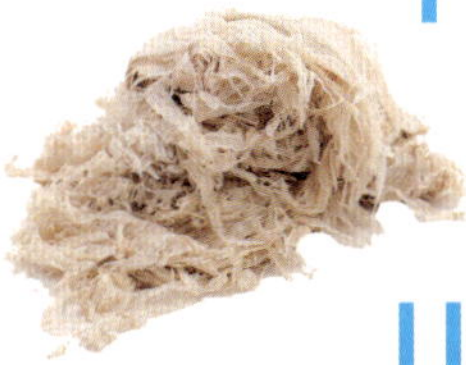

とろろ
昆布
(2g)

＝

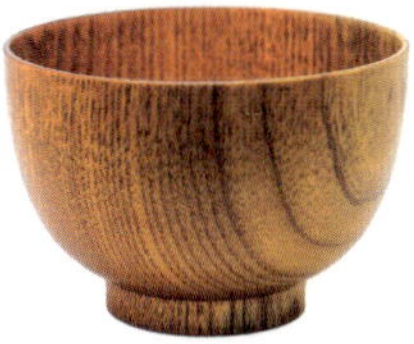

すまし汁

用意するもの：

とろろ昆布……2g
熱湯……150cc
お好みの薬味（ねぎ、みょうが、かいわれ大根、三つ葉、セリなど）、ゆず皮、七味、黒七味、黒酢

作り方：

① お椀にとろろ昆布と薬味などを入れる
② 熱湯を注ぐ

ダシのほのかな
塩味が分かる
舌になれる

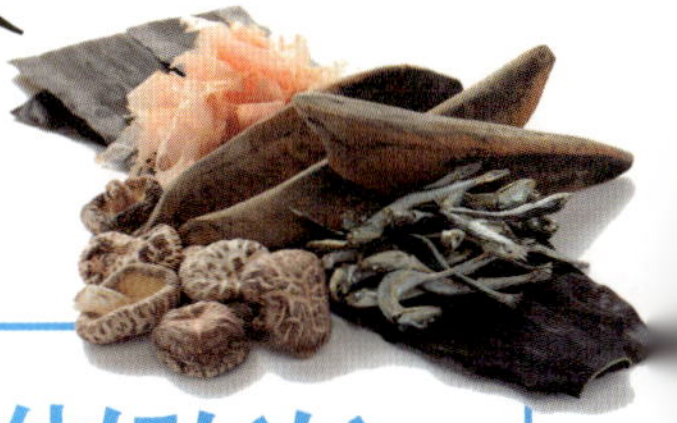

とろろ昆布のネバネバは体にいい

とろろ昆布のネバネバ成分は食物繊維のアルギン酸で、体の中のカリウム（塩分を排出する）を増やし、ナトリウムを減らす調整をしてくれる物質です。

さらに中性脂肪の吸収を抑えるはたらきも期待され、研究が進んでいます。

薬味を替えると風味が変わるこのすまし汁。どんな和食にも合うので、汁物がほしいとき、みそ汁の代用品にしましょう。

法則

18

『亜鉛』で舌を鍛える

「味覚障害」を予防する

味が分からなくなる病気、「味覚障害」が増えています。

食生活が偏り、ミネラルの一つである亜鉛が不足すると、味覚や嗅覚がはたらかなくなる「味覚障害」が起きやすくなります。

亜鉛不足の人は増加傾向にあるとされています。

現在は味の感度に問題がない人も、健康を保つ必要量をとるよう、左のページで紹介する食材をしっかりとりましょう！

亜鉛の1日の摂取推奨量は成人男性11㎎（75歳以上10㎎）、成人女性8㎎です。

治療は耳鼻咽喉科か内科へ

なお、味覚障害はストレスや疲れ、加齢、風邪、鼻炎などで起こるほか、薬の副作用や口腔《こうくう》内の病気、重大な病気の副作用などでも起こることがあります。

家族や友人と食事をしていて、自分だけ明らかに味を感じないような場合は原因を突き止め、治療を受ける必要があります。耳鼻咽喉科か内科を受診しましょう。

亜鉛を多く含む食べ物

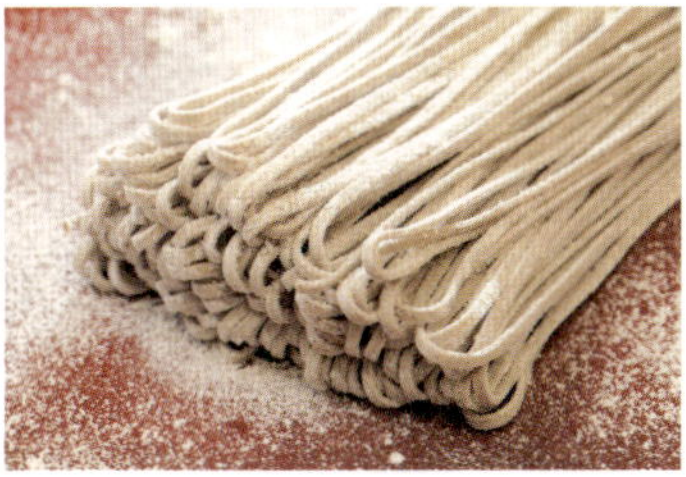

生そば
ゆでた1人前(220g)には
亜鉛0.9mgを含む

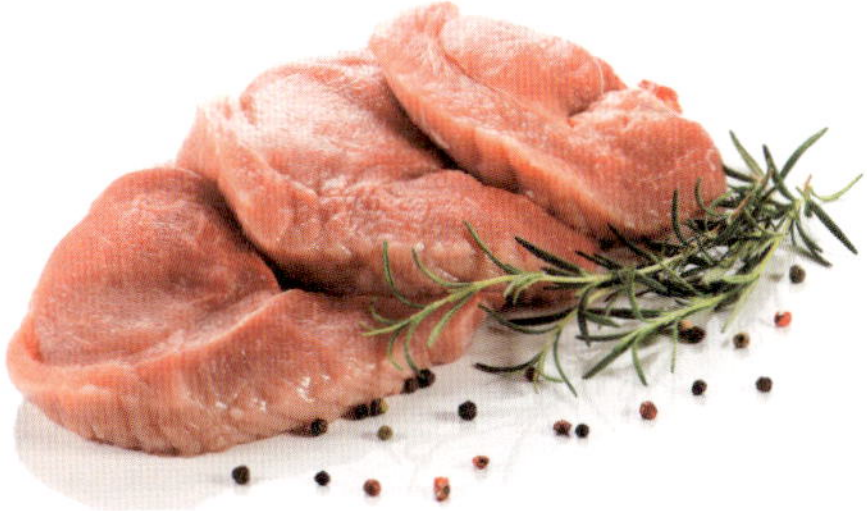

牛ヒレ肉
和牛ヒレ肉(100g)には
亜鉛4.2mgを含む

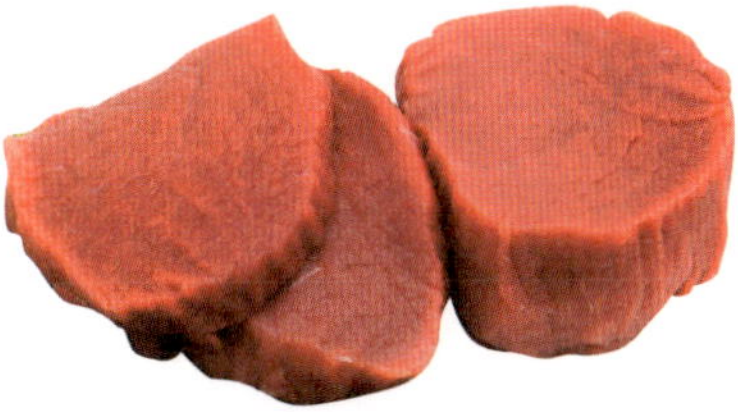

豚肉赤身
豚ヒレ肉(100g)には
亜鉛2.3mgを含む

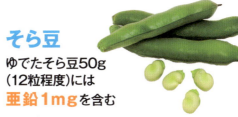

そら豆
ゆでたそら豆50g
(12粒程度)には
亜鉛1mgを含む

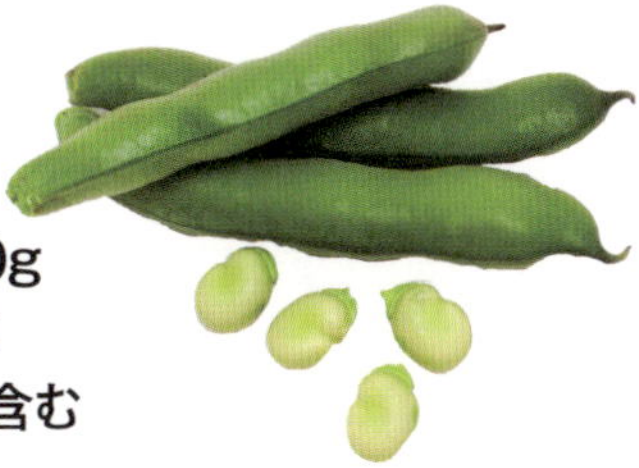

うなぎ
かば焼き1人前
(100g)には
亜鉛2.7mgを含む

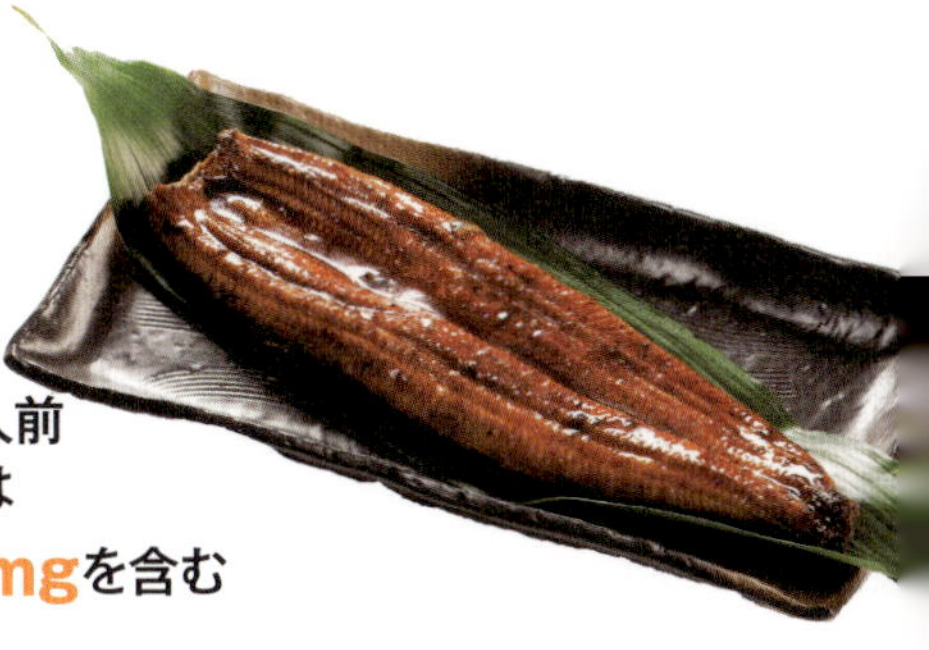

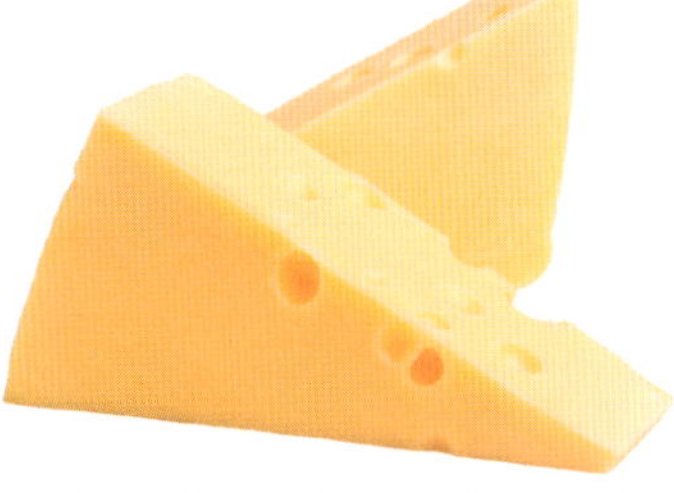

ナチュラルチーズ
チェダーチーズ25gには
亜鉛1mgを含む

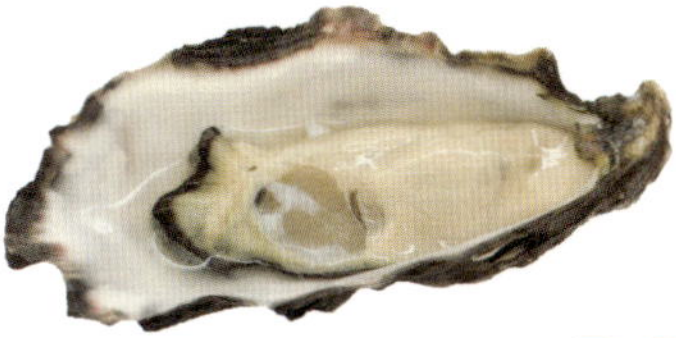

かき
生がき1個
(40g)には
亜鉛5.3mgを含む

含有量は文部科学省食品成分データベースより

法則

19

食べる『直前』にスプレーで味つけ

舌をだまして減塩達成を

蒸したり、ゆでたりした肉や魚介、野菜などは味つけせず、そのまま、生で食べる刺身のように皿に盛りつけ、食卓へ。

食べる直前に「塩水スプレー」や「しょうゆスプレー」をさっと吹いて食べると、味つけをした場合に比べて塩分をとる量がぐんと減ります。

食材には味がしみ込んでいませんが、口に入れたときに舌はしっかり味を感じて、ごまかされるためです。

また、調味料はかけて食べるよりつけて食べる方が塩分摂取量は少なくなります。写真のようにたっぷり小皿に入れて出すのはNG。

食卓で小皿に調味料を出すときは、しょうゆなら計量スプーンで小さじ1＝約6g（塩分は約1g）にして、注ぎ足しはやめましょう。

一方、黒酢は大さじ1＝約18g（塩分はほぼナシ）が適量です。

献立の中で1品濃い味つけをした場合も（54ページ）、副菜などはこの手で味をつけないで。

素材の味だけでもおいしいなら、そのまま食べるのが何より。物足りなかったら、ちょっと味をつけていただきましょう。

天然塩水を作ろう

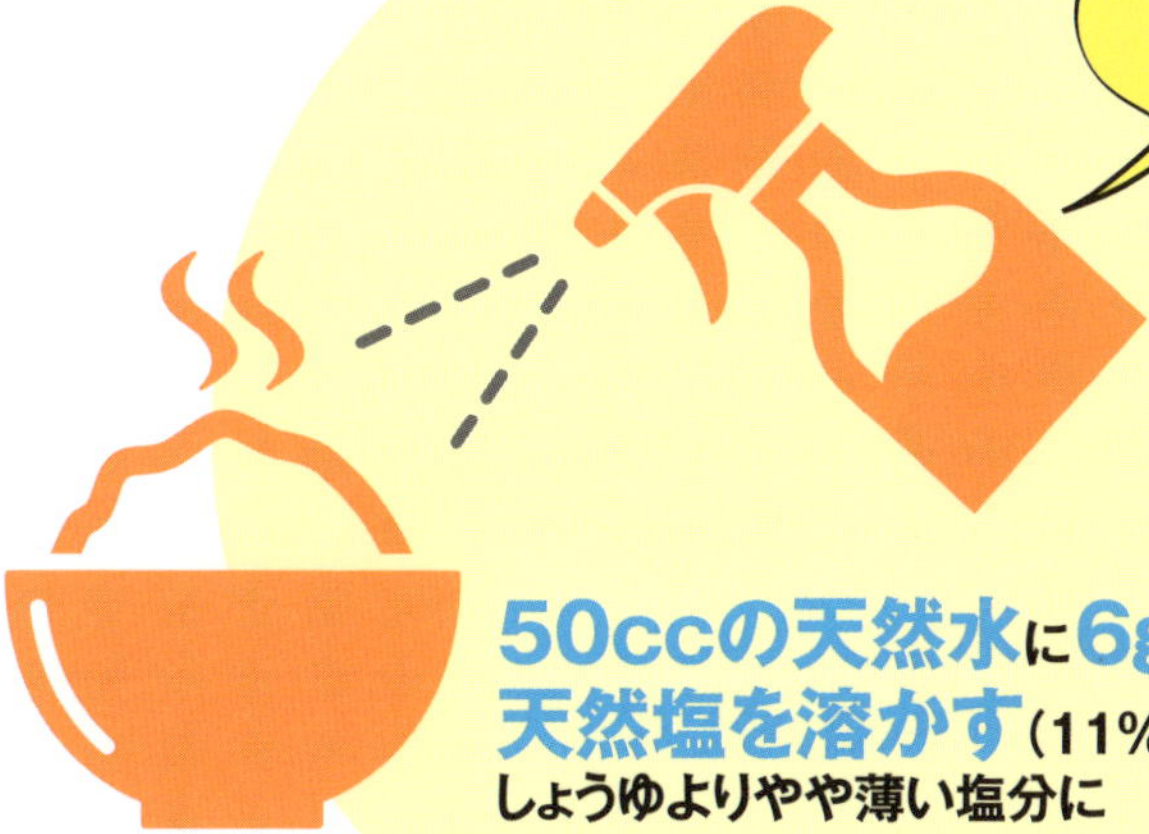
キッチン用品専門店で
買えるスプレーボトルは
1プッシュ塩分何mgか
チェックして買おう

50ccの天然水に6gの天然塩を溶かす（11%の天然塩水）と、しょうゆよりやや薄い塩分に

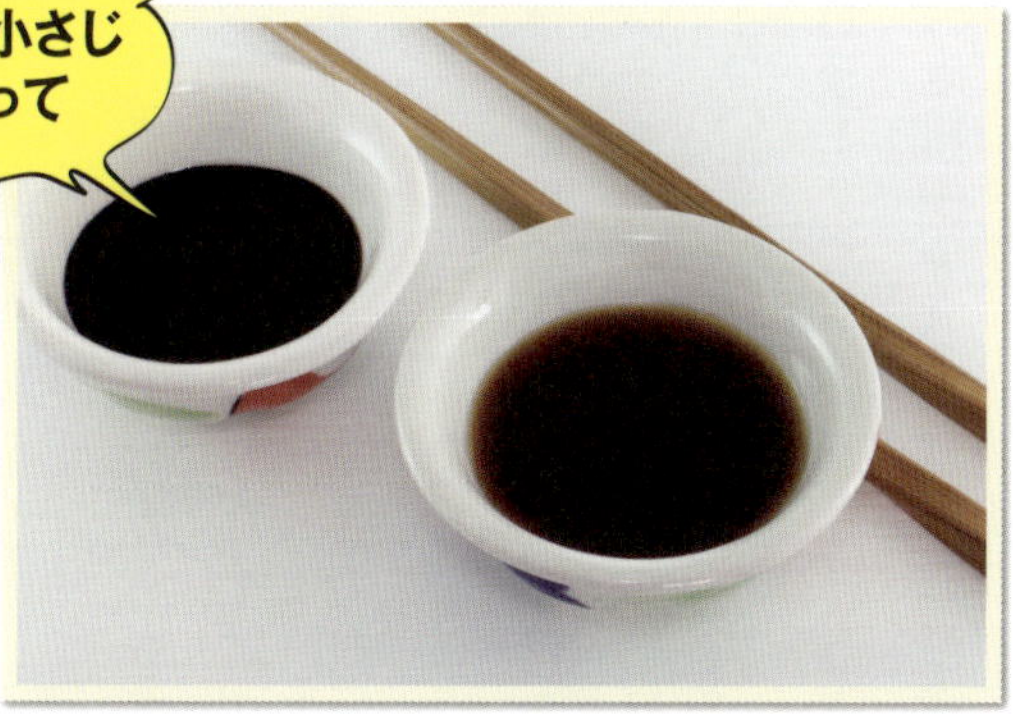
小皿に調味料を
出すときは計量
スプーンで小さじ
1杯を量って

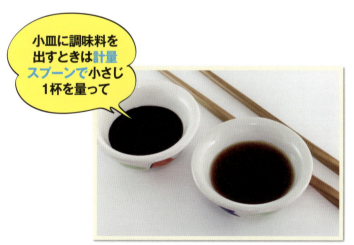

小量の黒酢としょうゆに交互につけて食べるのはOK

法則

20

麺類なら『そば』を選ぼう

悩ましい麺類対策

血圧ケアラーズを悩ませる食べ物の一つは〝麺類〟です。麺の塩分プラスつゆの塩分を考えると、食べたくても抵抗があります。

ラーメンなどは〝大盛り〟を頼むと麺の塩分も、麺にからんだつゆの塩分もぐっとアップしてしまいがち。1食で2～3日減塩した分の塩分をとってしまいます。

減塩を始めたら粋なそば通に

抵抗なく食べられるのは生そば。塩分を含まない麺で、そば特有のポリフェノールのルチンには動脈硬化を予防するはたらきもあるので、食後はルチンが溶け出したそば湯をもらって、飲みましょう。そばつゆを加えるのはNGです。

乾物のそばには塩分が含まれることもあるので、生そばをチョイス。そばつゆは少しつけて食べるぐらいで抑えましょう。

どうしてもラーメンというときは大盛りにしない、塩分を排出するカリウムや食物繊維を含む野菜も食べる、つゆはなるべく残す、他の食事を塩分超控えめにするなど気をつけて食べましょう。

麺類(1食分)の塩分のめやす

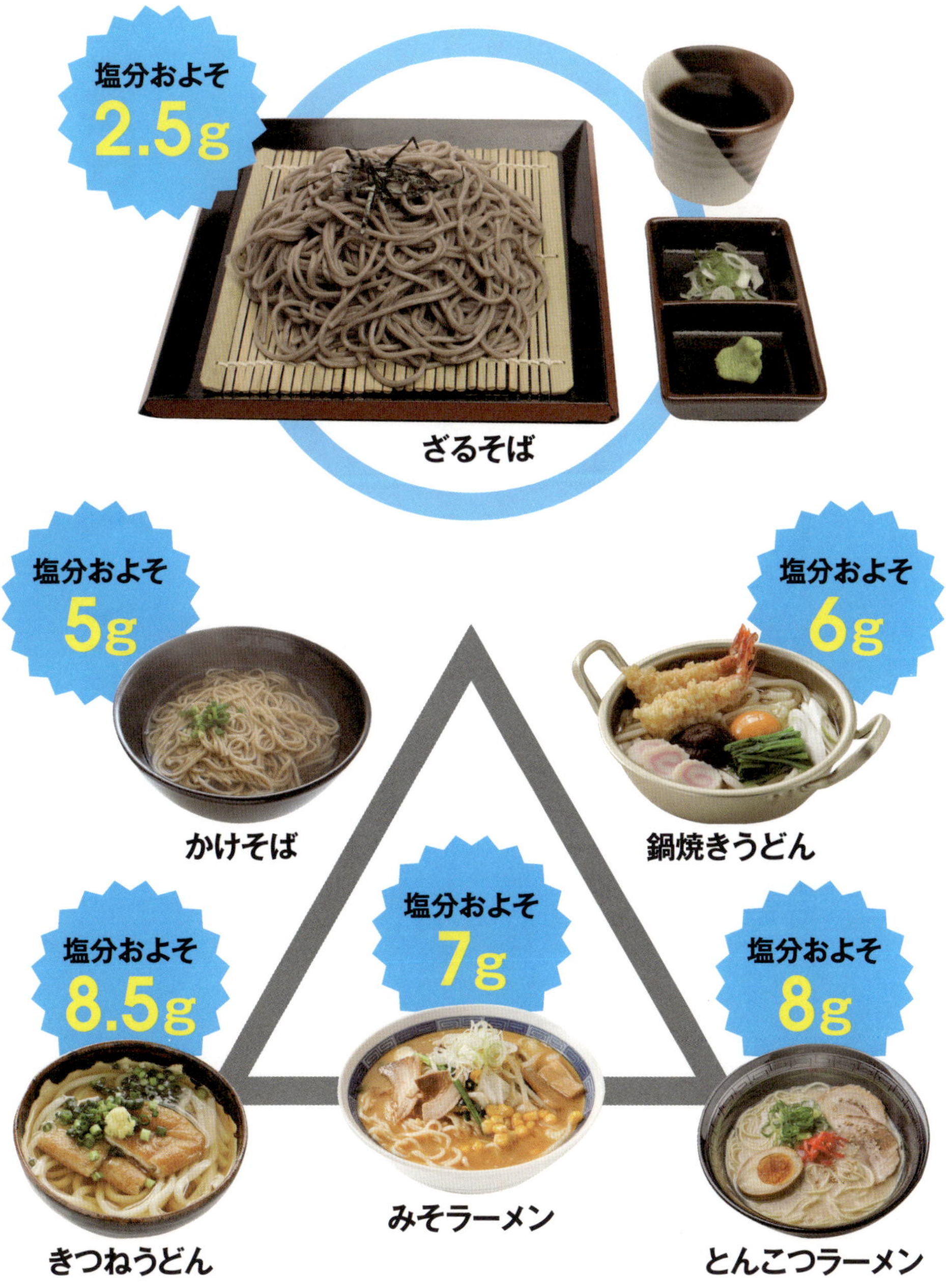

法則

21

主食は『ごはん』に替える

うっかり見落としがちな主食の塩分！

食事に含まれる塩分量などの計算をするとき、おかずや副菜、汁物の数値に気をとられ、主食の分を計算に入れるのをうっかり忘れてしまいがちではありませんか?!

主食に何を食べるかで塩分・脂質をとる量に差が出ます。

パン食が多いと塩分がかさみます。1日3食のうち1～2食をパンを主食にしてきた人なら、ごはんに替えるだけで1日約1～2gの減塩に！

また、ごはんは水分を多く含むので汁物がなくても食べやすいですが、パンは水分が少ないので、口の中が乾くため、食べるときスープなど汁物を必要として、さらに塩分摂取量を上げることもあります。

ごはんは脂質も少ない

そして「ごはん1膳（150g）」と「食パン1枚（60g）＋ロールパン1個（30g）」はほぼ同じカロリーですが、脂質はごはんの方が圧倒的に少なくなります（ごはん／およそ0・5g、食パン＋ロールパン／およそ5g）。バターを塗って食べたら、さらに塩分・脂質が増えてしまいます。

ごはんは塩分を含まない主食

塩分およそ
0g

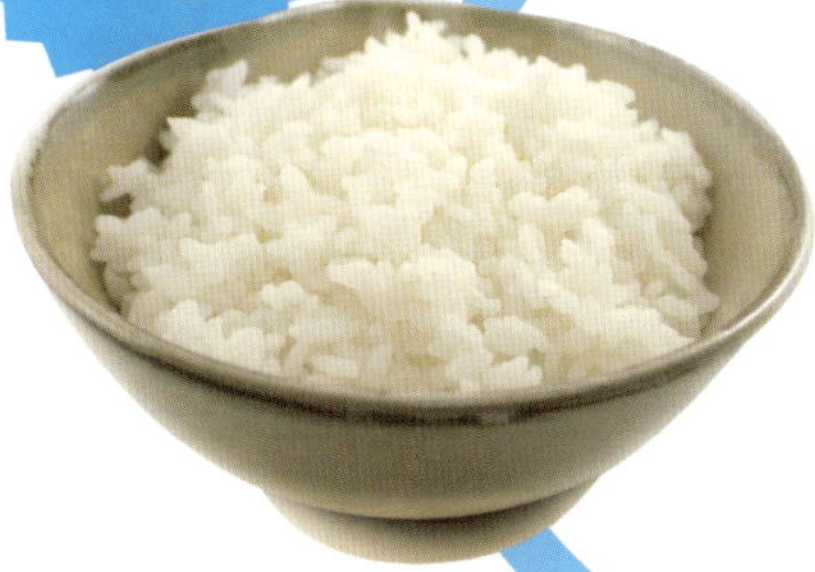

ごはん（1膳）

いくら食べても塩分0！　ただし減量を考えると1膳150g程度が適量、大盛り禁止！

塩分およそ
0g

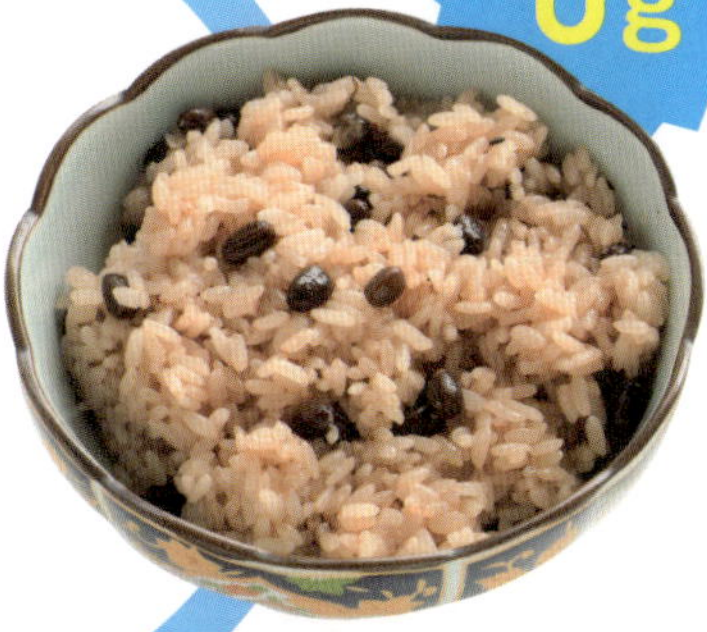

赤飯（1膳）

かけるなら「ごま塩」ではなく、塩分0の「いりごま」「すりごま」をかけて食べよう

パンは塩分チェックをして食べる

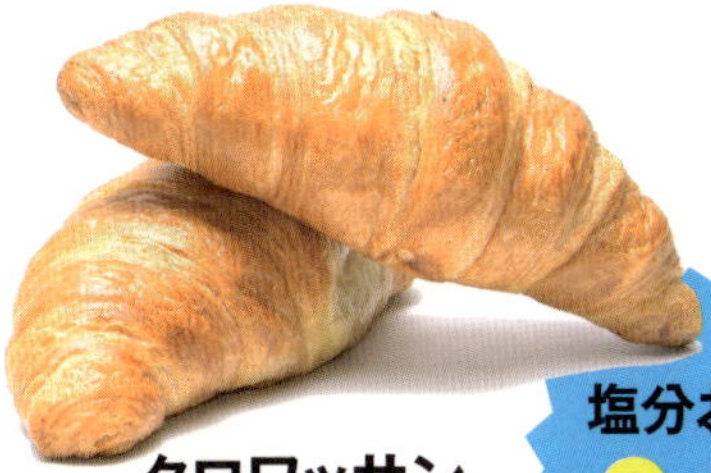

クロワッサン（1個40g）

塩分およそ
0.5g

バターがたっぷり使われているから塩分・カロリー（1個179kcal）ともに高い

塩分およそ
0.8g

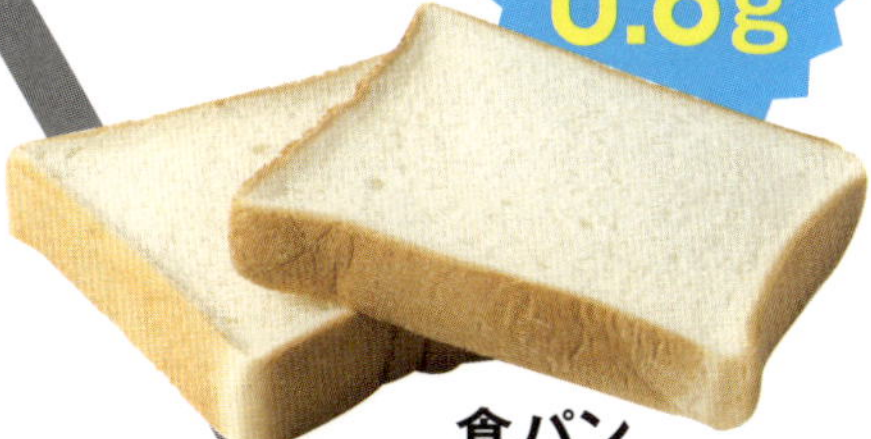

食パン（6枚切り 1枚60g）

2枚にバター4gずつを塗ったら塩分は合計2g！カロリーは436kcal（食パン1枚は158kcal）

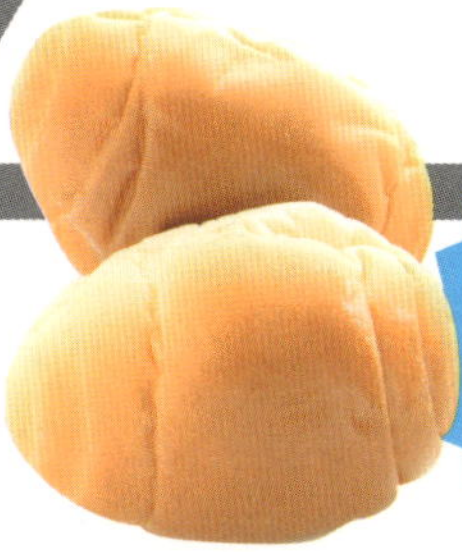

ロールパン（1個30g）

カロリーは1個95kcal。でも1個じゃ物足りない?!　個数が増えれば塩分＆カロリーも倍増

塩分およそ
0.4g

法則

22

『小皿』を使って少ない食事量で満足する

減塩・減量のためのローテク

食べ過ぎを防ぐには、盛りつけにも工夫が必要です。

食事は「目でも食べる」もの。同じ量でも器の空き（余白）が多いと「少ない」と感じて不満に感じます。

1人前の分量を量らずに盛りつける場合、大きな器には余分に盛ってしまうこともあり、食べる量が増えます。

逆に、小ぶりの器にこんもり盛ってあれば「たっぷり」と感じて満足します。実際に盛る量も少なくなります。

減塩・減量を始めるのに、大盛りサイズのお茶碗《ちゃわん》やお椀《わん》を使い続けるのはNG。お茶碗やお椀、普段使いのおかずプレートをひと回り小さいサイズに替えましょう。

また、ごはんや食卓に出す小皿調味料はカロリー、塩分量を意識して一定量を決め、量って盛りつけるのが何より食べ過ぎ予防・減塩になります。

大皿料理をそのままテーブルに出さないのもコツです。

大皿のまま出しても、すぐ取り分けて配りましょう。汁気やタレを切って小分けすれば塩分控えめに食べられます。

2つの盛りつけポイント

盛りつけポイント①

×

視覚効果で「十分に、
たっぷり食べた」と満足するコツは
**器を小さく、
余白なく盛りつけする**こと

○

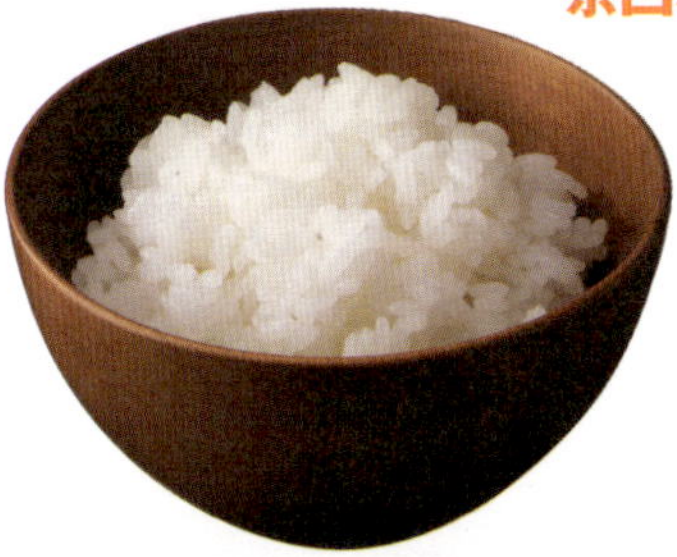

不満を感じる盛りつけ

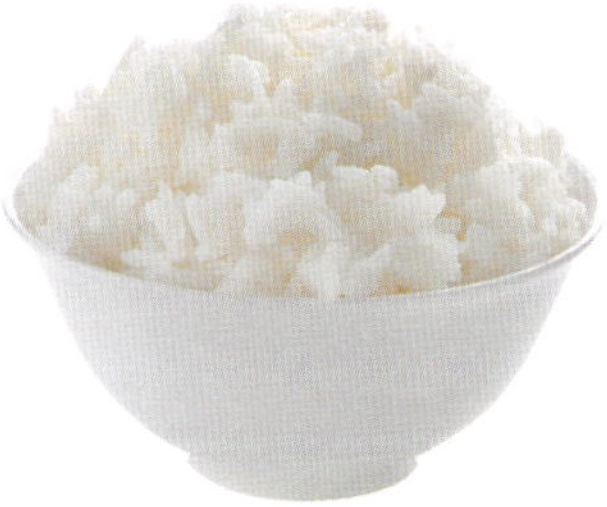

満足できる盛りつけ

盛りつけポイント②

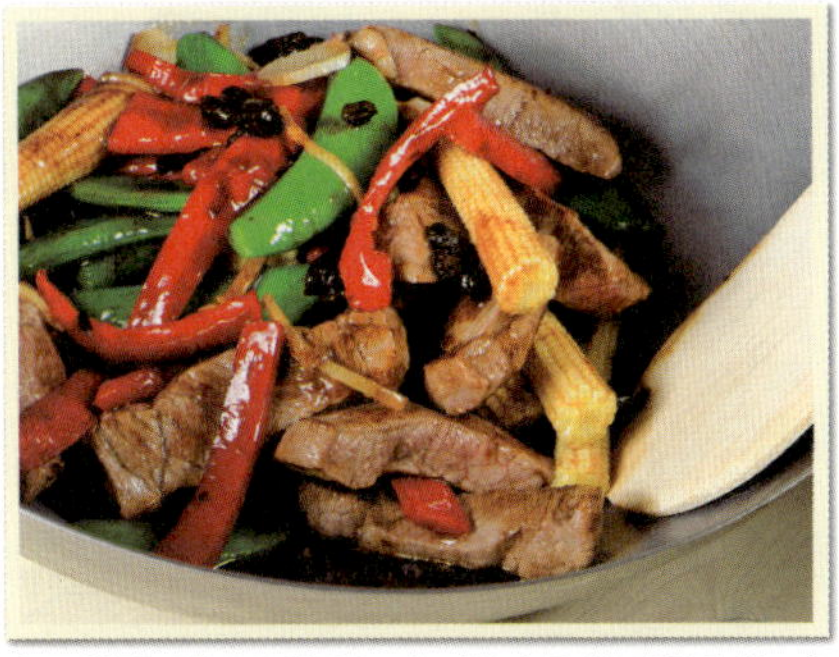

大皿料理は「見るだけ」。食べ始める前に適量ずつを取り分け、1人前を超えて食べないようにしよう

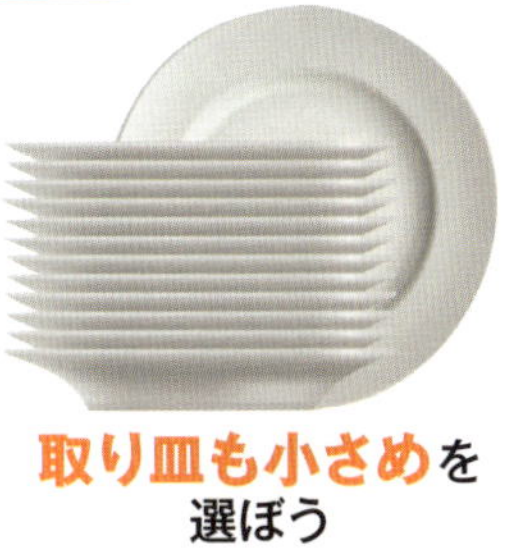

取り皿も小さめを
選ぼう

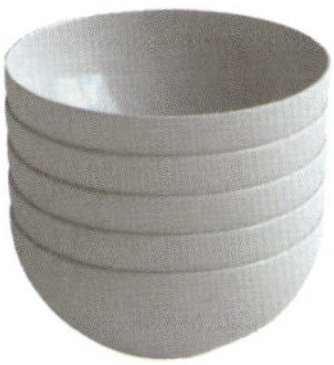

小鉢も使って
皿数は増やす!

法則

23

丼をやめて『分けて』食べる

食べ方

好きな丼物は別盛りか、そばと

減塩・減量を心がけるなら、まず決意を。カツ丼、親子丼、牛丼、中華丼など丼物は減塩と減量、両者の敵です。

その第1の理由は、ごはんの量が多いこと。塩分を含まない主食としてごはんはおすすめですが（66ページ）、丼物はごはんを盛りつける量が250～300gと多いのが一般的です。

減量する人の主食の適正量（ごはんを茶碗に軽く1膳／100～150g）の倍になります。

そして、倍のごはんに合わせて濃いめの味つけの具材とつゆが盛りつけられるので、自ずと塩分摂取量も多くなってしまいます。

過食を防いで減塩・減量

1人前のおかずを中心に考え、主食を別にして適正量を食べましょう。

過食を防ぐことで減塩にもなり、血管の老化を加速する脂質やコレステロールのとり過ぎなども防げます。

大盛りの食事量ではなく、分けて食べて「普通の食事量」「やや少なめの食事量」で満足できるようになりましょう。

丼は高塩分・高カロリー

×

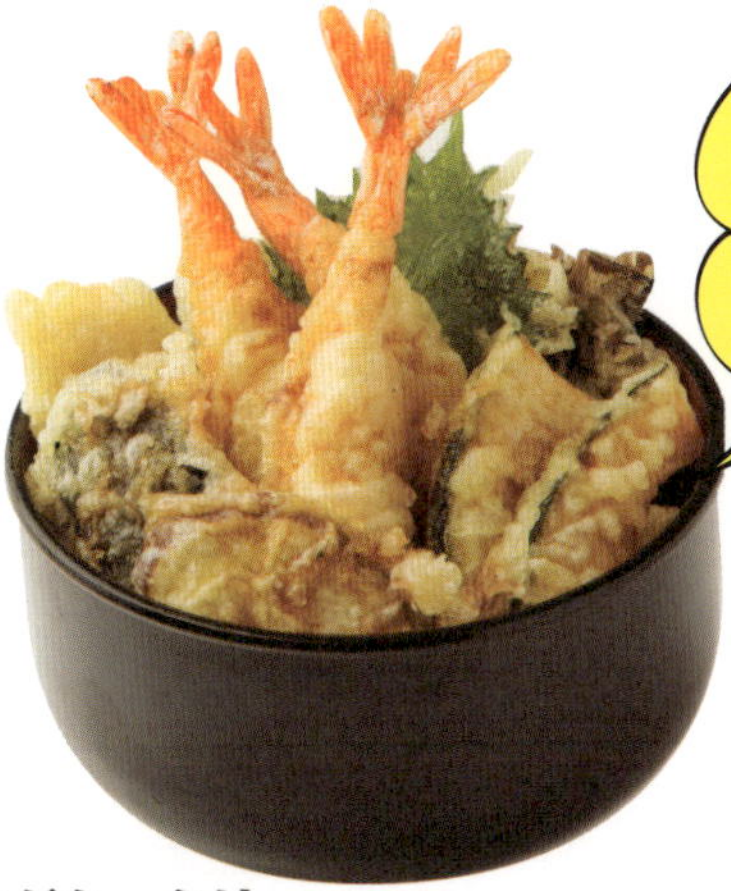

丼のごはんは
普通盛りでも
お茶碗の倍！

塩分が高いつゆがたっぷり、
大盛りごはんにしみ込む天丼。
日々の減塩・減量の努力が水の泡に
なるようなメニューは避けたい

↓ ○

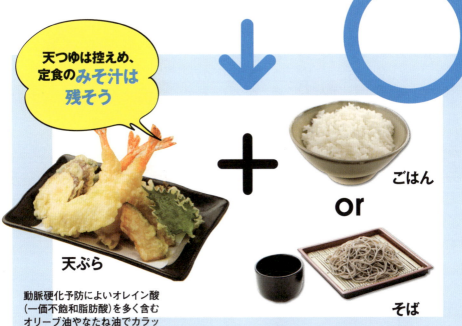

天つゆは控えめ、
定食のみそ汁は
残そう

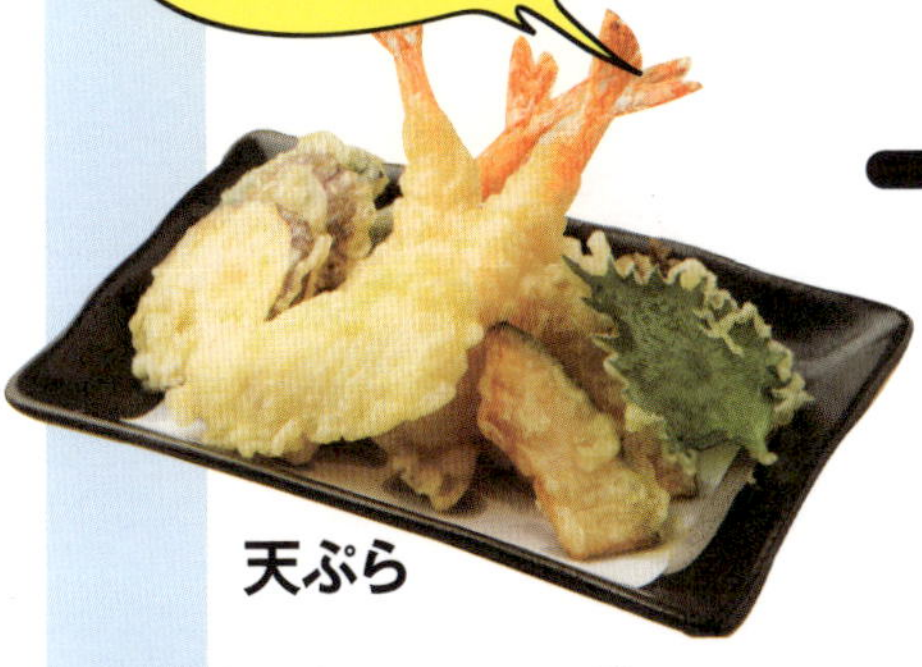

天ぷら

＋

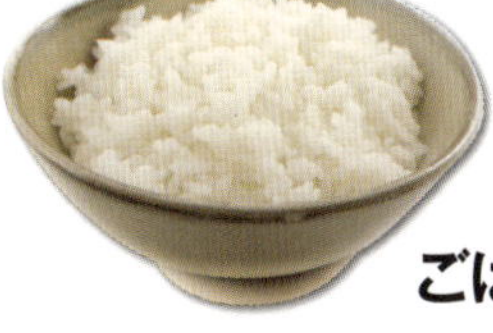

ごはん

or

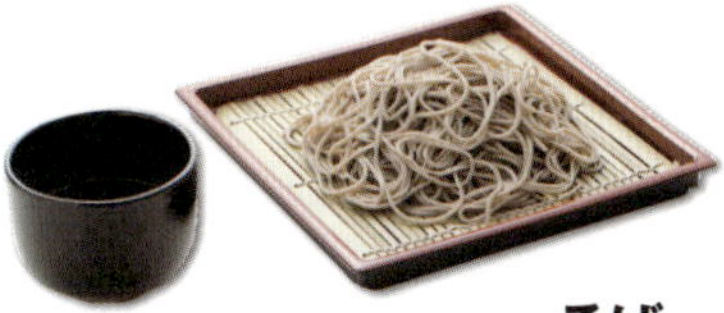

そば

動脈硬化予防によいオレイン酸
（一価不飽和脂肪酸）を多く含む
オリーブ油やなたね油でカラッ
と揚げた天ぷらを食べよう

法則
24

お酒は『適量』を守る

適量を週5日以内なら血圧にいい?!

お酒を飲み過ぎる習慣も高血圧を招く原因の一つです。

適量を超えて飲むと、血管の拡張・収縮によって血圧の変動が激しくなり、それが連日繰り返されると慢性的な高血圧になってしまうのです。

お酒は少量なら血圧によいといいますが、適量を知っておきましょう。

体に負担のない適量を守り、高血圧が招くほかの生活習慣病を予防するためにも「週2日は休肝日」を設けましょう。

まず節酒2週間にチャレンジ

お酒のおつまみには塩分やカロリーの高い食べ物が合いますが、74ページを参考に食べ過ぎに気をつけて。

日頃の減塩・減量作戦の努力が〝水の泡〟になりかねません！

一方、節酒に取り組むと、個人差はあるもののおおむね1～2週間で血圧が改善するという報告があります。

たくさん飲んでいた人がアルコールを制限すると、一時的に血圧が上がることもありますが、節酒を続けると安定します。

酒類別・1日の適量

純アルコール換算で
1日平均20g以下に！*

ビール
（約200kcal）

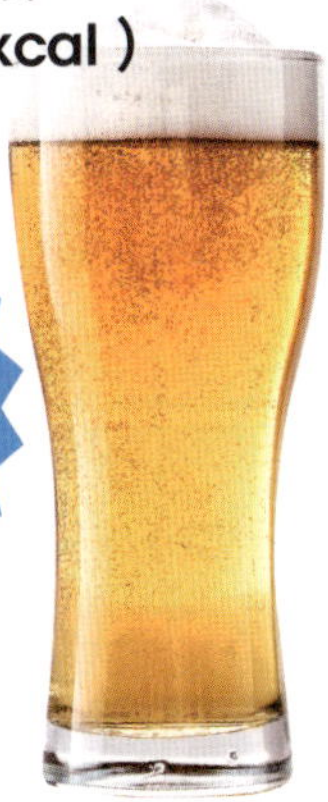

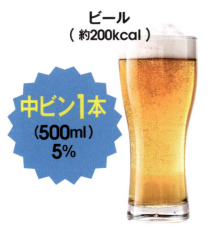

中ビン1本
（500ml）
5%

ワイン
（約130kcal）

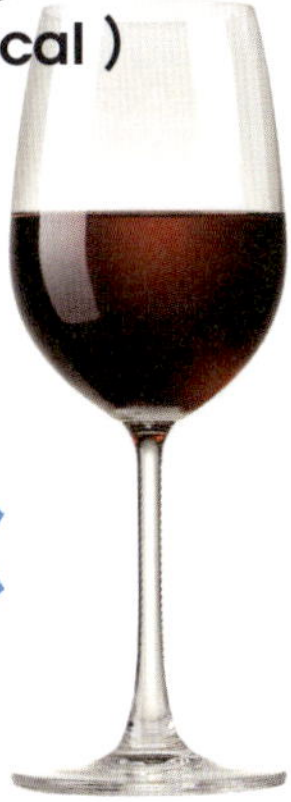

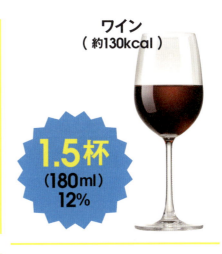

1.5杯
（180ml）
12%

日本酒
（約147kcal）

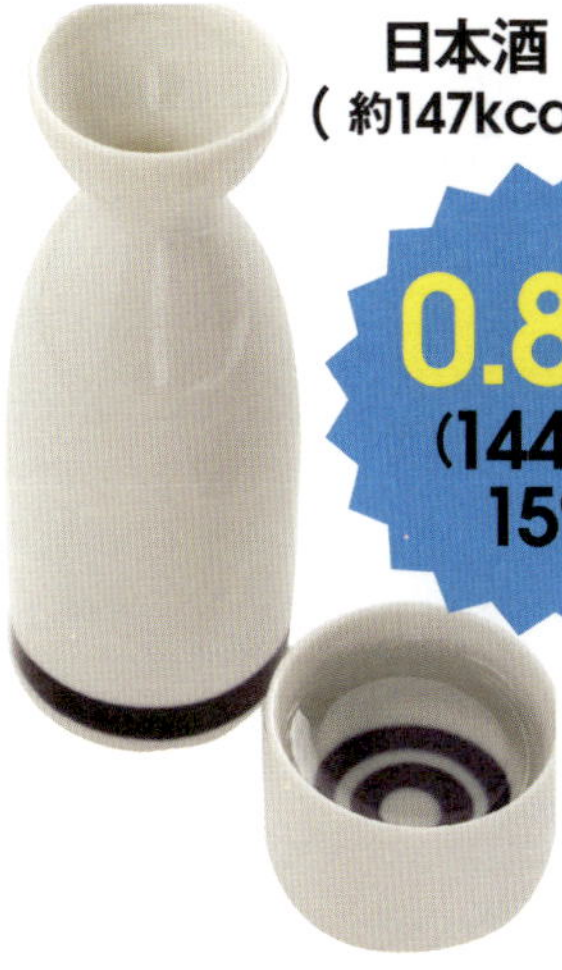

0.8合
（144ml）
15%

焼酎水割り
（約120kcal）

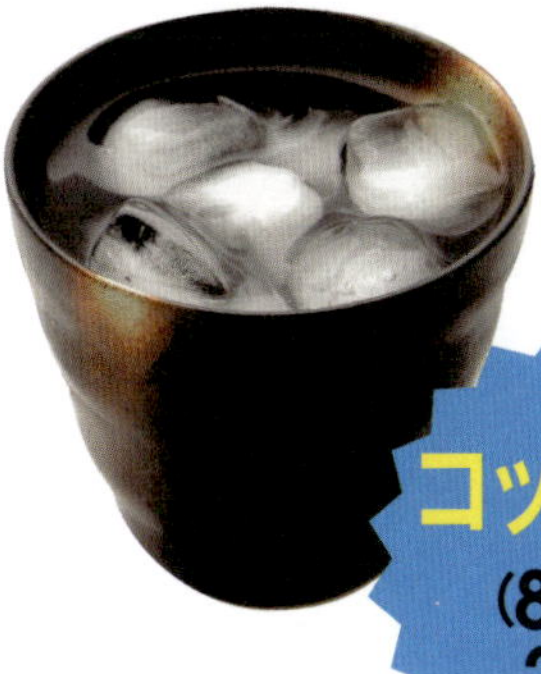

コップ1杯
（80ml）
25%

*純アルコール20g以下のめやす　●内の%はアルコール濃度

SUB CHAPTER

お酒を飲むときは おつまみの塩分に注意！

＊休肝日は減塩にもいい

酒の肴には「しょっぱいもの」が合うものなので、酒席では塩分をとり過ぎてしまうことが多いです。〝乾き物〟や〝珍味〟と呼ばれるものは総じて塩分が高いので、とくにご注意を。唐揚げやピザなど食事で食べる料理も、おつまみとして出すときは味を濃くつけるお店もあります。数人でシェアして食べるとしても、2～3品目つまめばあっという間に塩分6gをオーバーしてしまいます！

1度の飲み会で、何日も減塩した苦労が水の泡と思うと、せっかくの楽しい会合が台無しなので、多少のオーバーは仕方がないと考えても、なるべく野菜を使った薄味メニューを選んで。

そして飲み過ぎれば、酒の肴を食べ過ぎるものと心得て、酒量に注意しましょう。週に2日お酒を飲まない休肝日を設けるのは、肝臓のためだけでなく、減塩にもいいことです。

飲み会の前後は「酒席は塩分多め」と意識して、普段にも増して薄味を心がけるなどのセルフコントロールが健康を守ります。

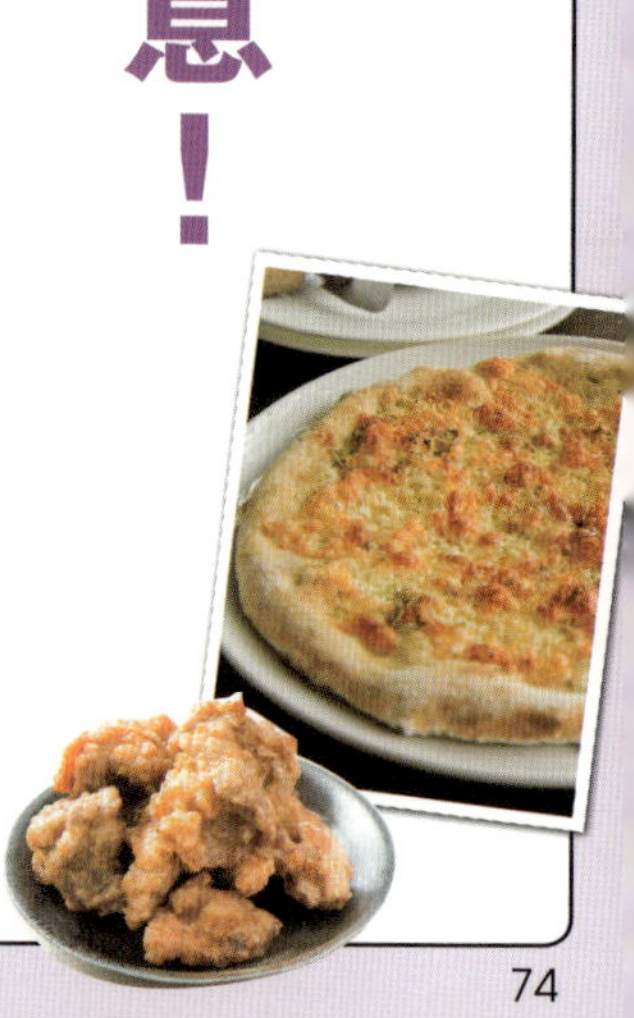

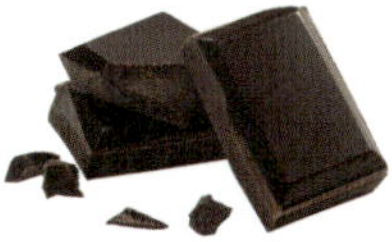

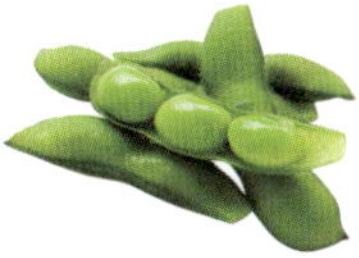

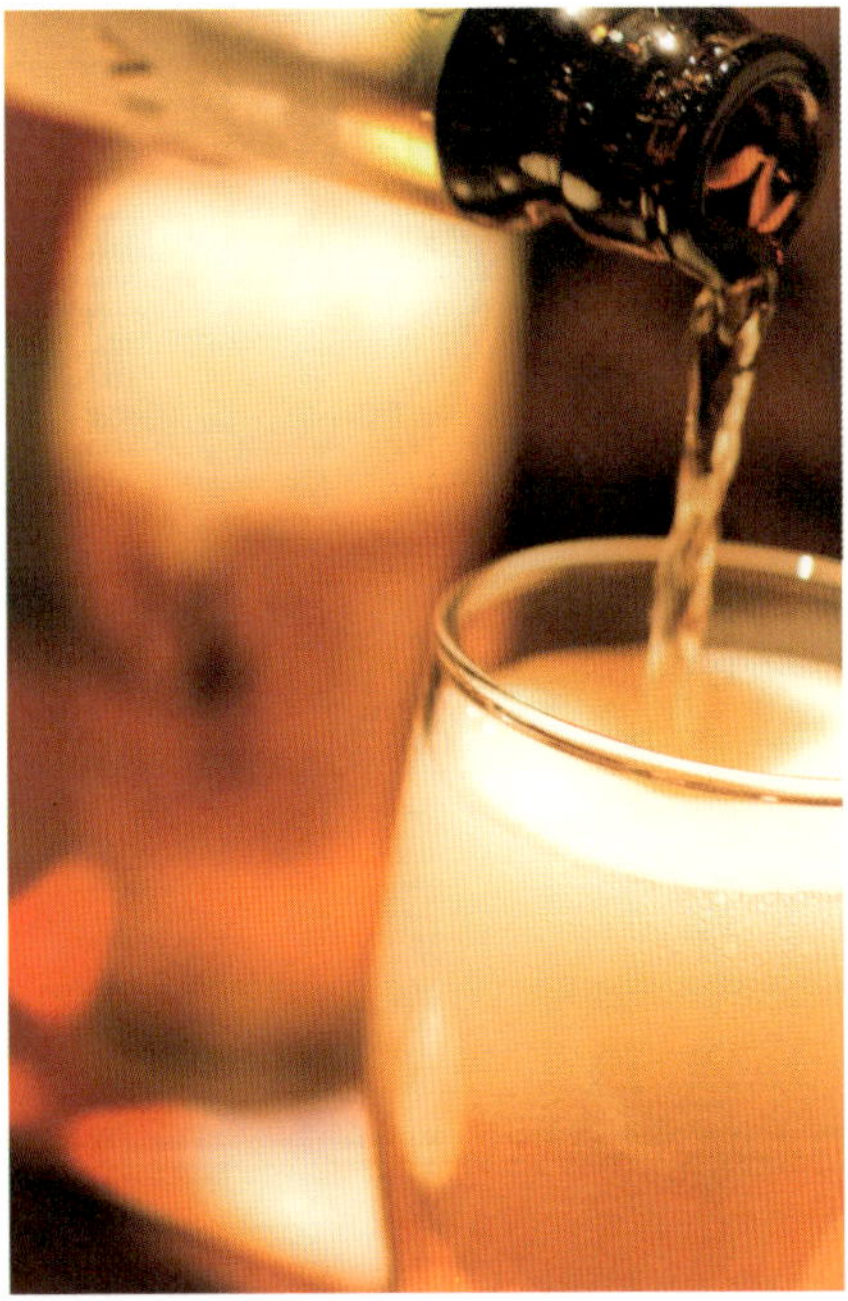

朝食で食べよう

	カリウム含有量
バナナ 1本(約100g)	360mg
トマト 小約1個(約100g)	210mg
ミニトマト 約8～10個(約100g)	290mg
キウイ 1個(約100g)	290mg

＊文部科学省食品成分データベースより
＊18歳以上のカリウム摂取目安量は1日
男性2500mg、女性2000mg

＊カリウムをとろう

塩分を排出する作用のあるカリウムを多く含む食品をおつまみにするか、翌日の朝食で食べるのも心がけたいことの一つです。

ぜひ、おつまみには枝豆、冷やしトマト、チョコレート、無塩のナッツ類を加えて。

飲んだ後や朝食に1杯のトマトジュース（塩分無添加のもの）を飲むのもOK。

飲んだ翌日は、野菜や果物を意識してとって、ミネラルバランスを整えましょう。

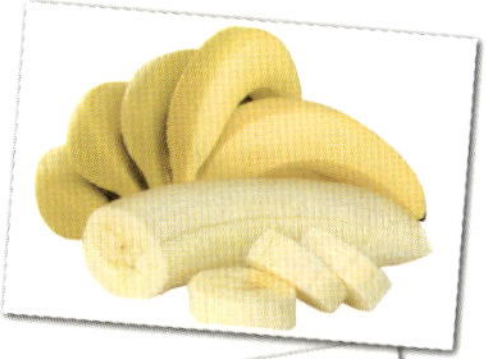

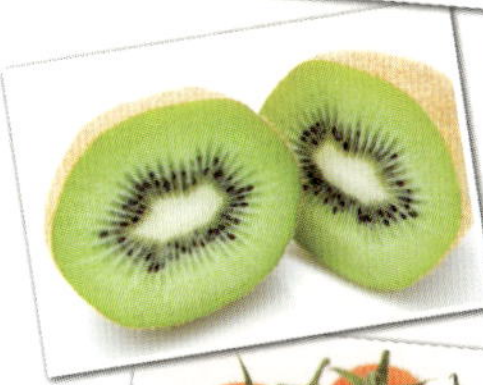

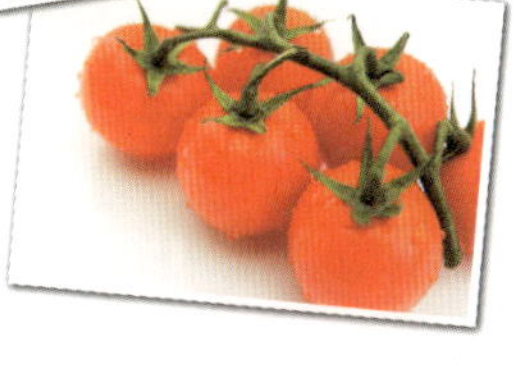

法則

25

1・5Lの『水』を飲む

食べ方

〝ゴクゴク〟ではなく、かむように飲んで

血液をサラサラに保ち、血圧上昇を防ぐためめに、1日8回に分けて1・5Lの水を飲みましょう。

とくに高血糖や高脂血症にも不安がある人は毎日の習慣に！

体に必要な水分量を確保し、尿で不要な塩分や老廃物を排出する代謝・循環をよくしてくれます。

しっかり水分がとれていると、お通じもよくなるので、トイレでいきみ過ぎて血圧を急上昇させることも予防できます。

飲むのは一般の水道水でも、ミネラルウオーターでもＯＫ。ミネラルウオーターを飲むときは食塩の成分「ナトリウム」の含有量が少ないものを選んで。

水分は食べ物からもとれますが、トイレに立つ回数を気にする人なども多く、そのような人は意識的にとらないと不足する場合があります。

おすすめの飲むタイミングは左ページの通りですが、間隔を空ければ自分のタイミングでも構いません。

常温の水を1回に200ml弱、〝なるべくゆっくり〟飲みます。

水を飲む8回のタイミング

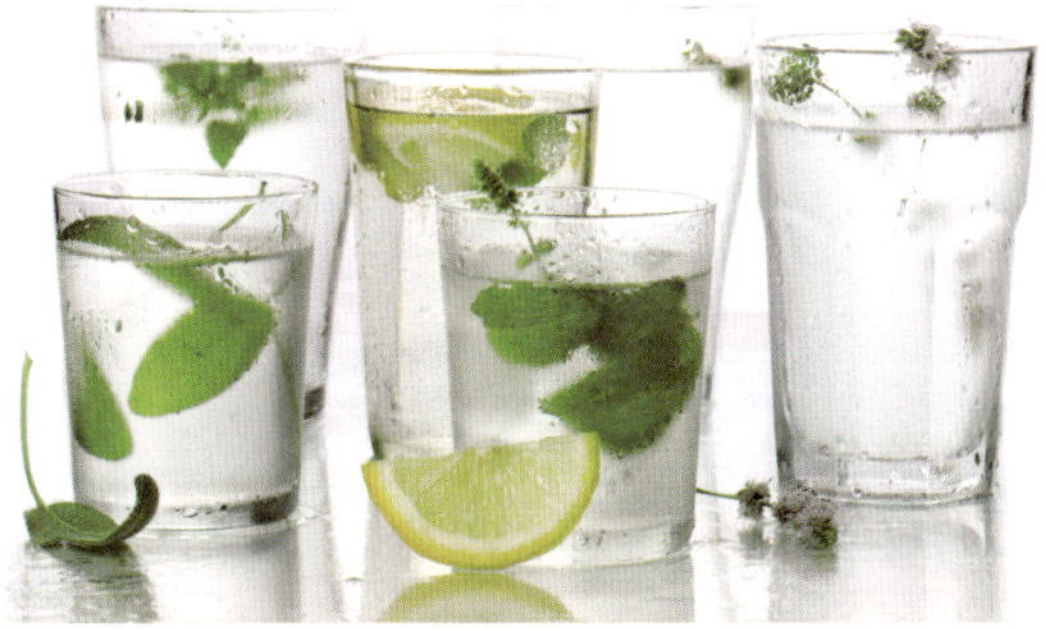

タイミング	理由
1 起きてすぐ 2 朝食時（または通勤前）	睡眠中にはコップ1杯分以上の汗をかく。汗で失った水分を補給
3 昼食前 4 昼食と夕食の間	活動中は無意識に汗をかき、水分補給が遅れがち。昼食前とおやつ代わりに飲むと決めておくのが脱水予防になる
5 夕食前	ビールなどアルコールは水分とカリウムの相乗効果で利尿作用がある。お酒の前には必ず1杯
6 入浴前 7 入浴後	入浴中の発汗でも血液が濃くなる。血液サラサラを保ち、お風呂でリラックスするために1杯
8 就寝前	寝ている間、発汗による脱水で血液が濃くなるのを予防するために就寝前に1杯

SUB CHAPTER

塩分摂取量はどのくらい？

血圧関連の悩みをもつ読者が日々の食事でどの程度、塩分をとっているか大調査。1週間の食事を記録し、管理栄養士に食生活改善のアドバイスを受けました！

CASE 1

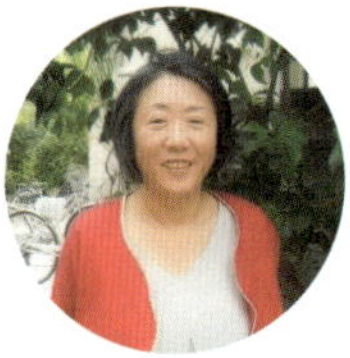

下平貴子さん

【年齢】50歳
【血圧の状態】現在は正常血圧範囲だが、遺伝的に高血圧を心配している 【血圧測定習慣】なし
【身長、体重、BMI】
160cm、55kg、21.48
【健康上、自覚している問題】外食・飲酒機会が多い、睡眠不足
【食生活で気をつけていること】玄米・野菜を食べる、添加物の少ないものを食べる
【日々の運動習慣】ほぼなし

カリウムには塩分を排出させるはたらきがあるので、カリウムを多く含む生野菜や果物を積極的にとりましょう。ビタミンCや食物繊維なども補えます。

金

1日の塩分摂取量 約7.9g

朝 豆乳入りコーヒー

昼 冷やしきつねうどん

夕 生ビール（2杯）、冷酒（2杯）、しゅうまい、厚揚げ、セロリ・きゅうり浅漬け、オニオンスライス

土

1日の塩分摂取量 約8.4g

朝 豆乳入りコーヒー、ソーセージフランス、チョコチュロッキー、チアシード入りりんごジュース

昼 五穀米、豆腐とひじき入り炒り煮、わかめ納豆、キャベツピクルス、卵焼き

夕 まぐろとわかめの刺身、もやし炒め、しめじ炒め、発泡酒（缶）、ごま入り南部せんべい

日

1日の塩分摂取量 約5.3g

朝 豆乳入りコーヒー

昼 ラムカレー、サラダ、キャベツピクルス

夕 生鮭ムニエル、しめじ炒め、ゆで小松菜、大根ともやしの中華風炒め、五穀米クラッカー、赤ワイン（2杯）

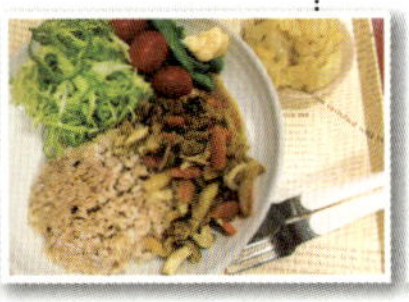

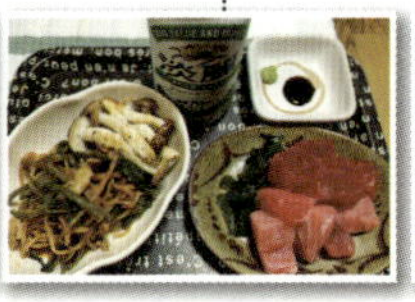

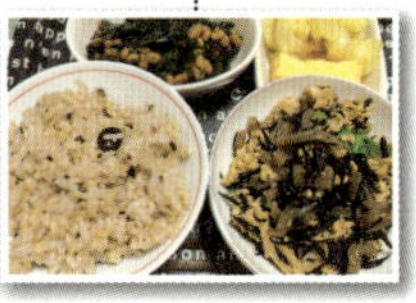

編集協力：株式会社マッシュルームソフト　森岡育美、髙本栄一郎

更年期以降、女性は体の変調が起こり太りやすくなるので、運動をする習慣をもち、適正なBMI値を維持しましょう。

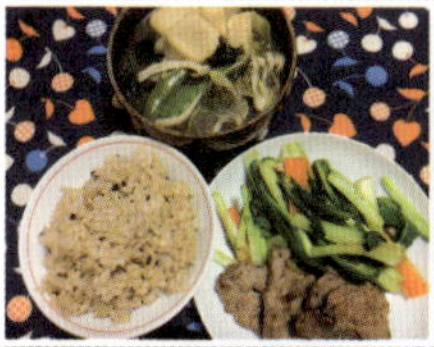

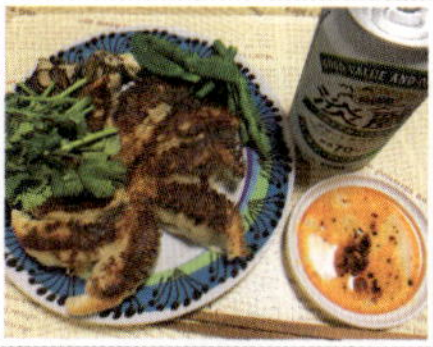

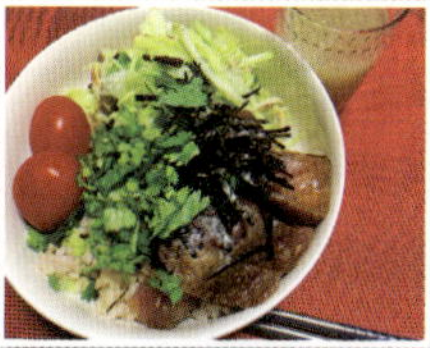

月

1日の塩分摂取量 約6.2g

朝 豆乳入りコーヒー

昼 まぐろ漬け丼、レタスと香菜としめじのサラダ、プチトマト、チアシード入りりんごジュース

夕 野菜餃子(10個)、まいたけ炒め、ゆでいんげんとゆでスナップエンドウ、発泡酒(缶)

火

1日の塩分摂取量 約8.4g

朝 豆乳入りコーヒー

昼 チャーハン、きゅうりと香菜のサラダ、チアシード入りりんごジュース

夕 幕の内弁当

水

1日の塩分摂取量 約6.1g

朝 豆乳入りコーヒー

昼 五穀米、野菜・麩・春雨入りスープ、ラム肉ソテー、小松菜とにんじん炒め

夕 鮭ムニエル、ほうれん草・きのこ炒め、チーズ入りブレッド、キャベツ・わかめサラダ、ノンアルコールビール

木

1日の塩分摂取量 約6.5g

朝 豆乳入りコーヒー

昼 サラダうどん(ごまだれ)、海老の天ぷら(2個)、かぼちゃの天ぷら(1個)

夕 パン、あじフライ、サラダ、ノンアルコールビール

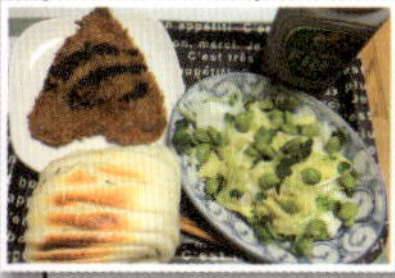

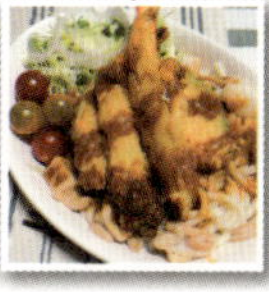

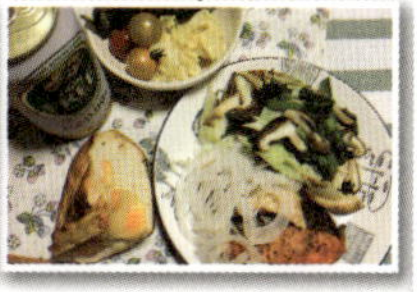

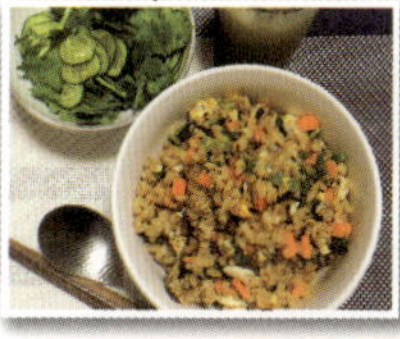

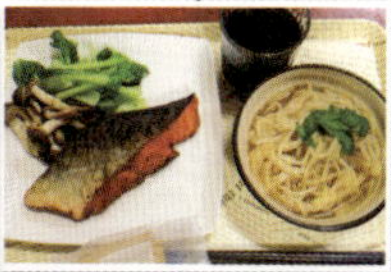

食生活改善のアドバイス

総括 女性の塩分摂取の目標量は6.5g未満です。1週間の平均塩分摂取量が7.0g未満と適正範囲内でした。現状をキープするため、今後、麺類の汁はすべて飲まずに、2/3程度は残しましょう。市販のお弁当などは塩分量が高いので、付属の調味料はなるべくかけないで!

CASE
2

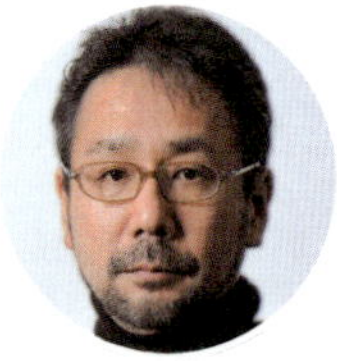

前田信孝さん

【年齢】57歳
【血圧の状態】
上が150mmHg前後(5月中頃には220を超えていた)。投薬治療(1日1回朝食後：テノーミン錠25mg)、半月後、安定したため投薬中止。スポーツで体重減、食べ物はあまり制限していない
【血圧測定習慣】あり(最近になって)
【身長、体重、BMI】171cm、70kg、23.93
【健康上、自覚している問題】白米に塩をたっぷりかけて食べるタイプ(ごま塩は必需品)。56年間、健康づくりについて何も考えてこなかった。血圧も測ったことがなく、ゴルフのお風呂で測ってびっくり！ 近所の医者に相談したら「死ぬぞっ」と言われ健康を考え始めた
【食生活で気をつけていること】納豆、ヨーグルト、チーズなど発酵食品を食べる
【日々の運動習慣】毎朝のゴルフ練習。8000歩／日ほど歩いている。プラス、週1でジムで30分ほどランニング

1日2食、麺類が続かないように注意しましょう。麺類の汁はすべて飲まずに2/3程度は残しましょう。

金
1日の塩分摂取量 約12.0g
朝 ごはん、納豆、いかフライ
昼 天ぷらそば、ミニカレー
夕 ラーメン

土
1日の塩分摂取量 約4.6g
朝 ごはん、納豆、天ぷらの残り
昼 カレーライス
夕 菓子パン、牛乳

日
1日の塩分摂取量 約7.9g
朝 ごはん、納豆、しゅうまい
昼 ハンバーグ定食
夕 カレーライス

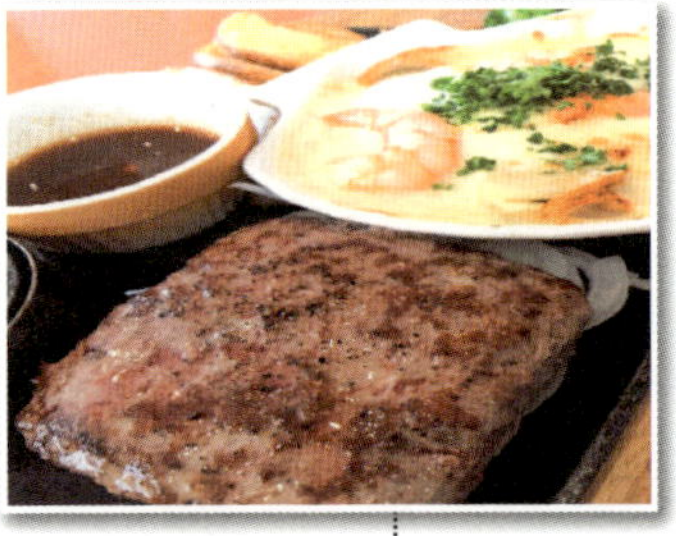

外食するときは、ラーメン、カレー、丼物などの単品料理よりも定食を選ぶといいでしょう。

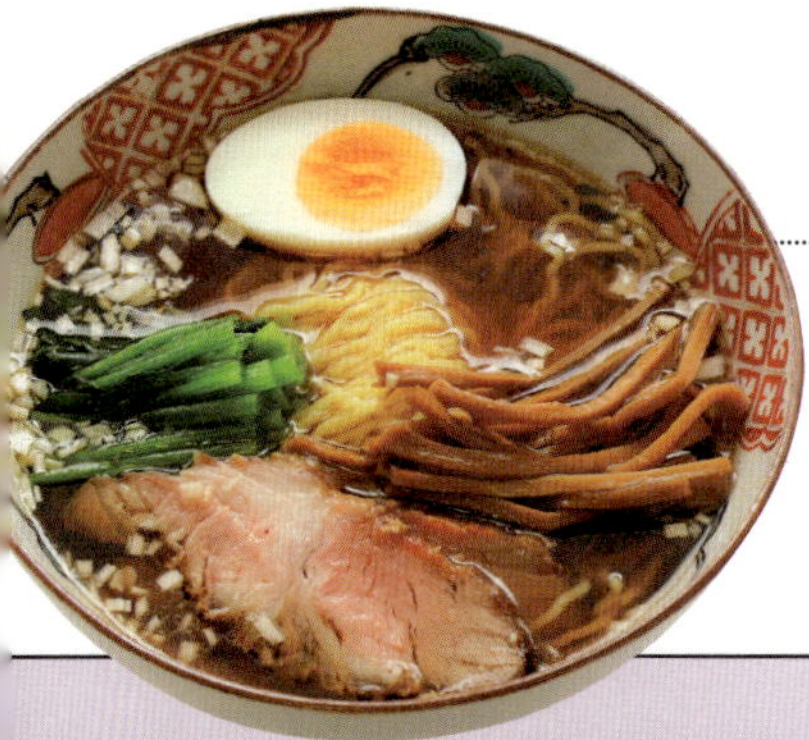

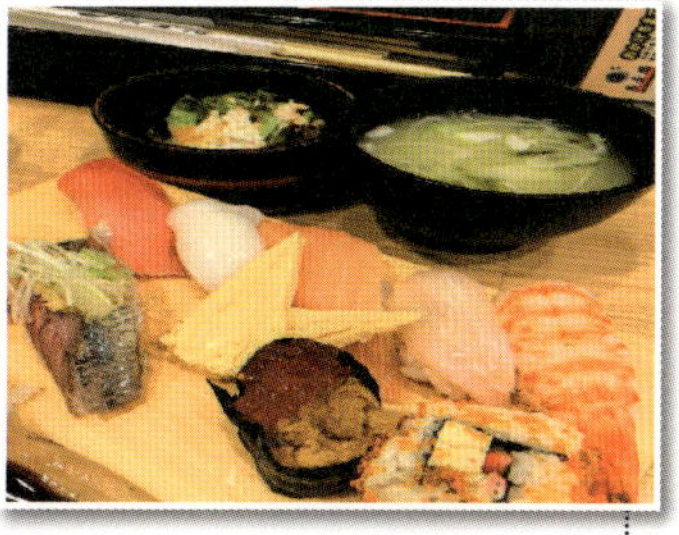

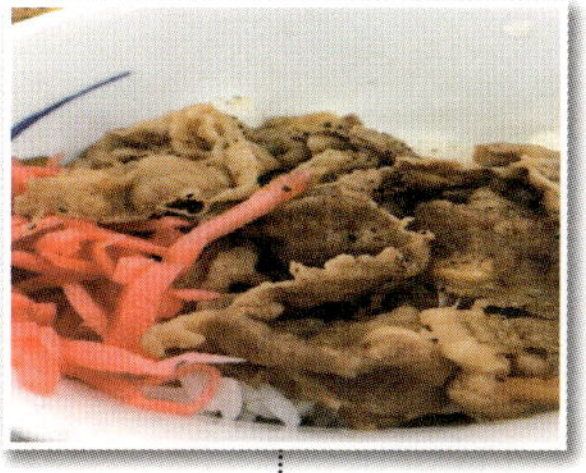

月

1日の塩分摂取量
約10.0g

朝　ごはん、納豆、コロッケ

昼　寿司、みそ汁、小鉢

夕　うどん、天ぷら、じゃこごはん

火

1日の塩分摂取量
約10.9g

朝　ごはん、納豆、コロッケ

昼　ラーメン、餃子

夕　焼き肉弁当

水

1日の塩分摂取量
約10.9g

朝　ごはん、納豆、いかフライ

昼　回鍋肉丼

夕　牛丼、豆腐のみそ汁、野菜サラダ

木

1日の塩分摂取量
約9.2g

朝　ごはん、納豆、すき焼き

昼　生姜焼き定食

夕　天ぷらそば

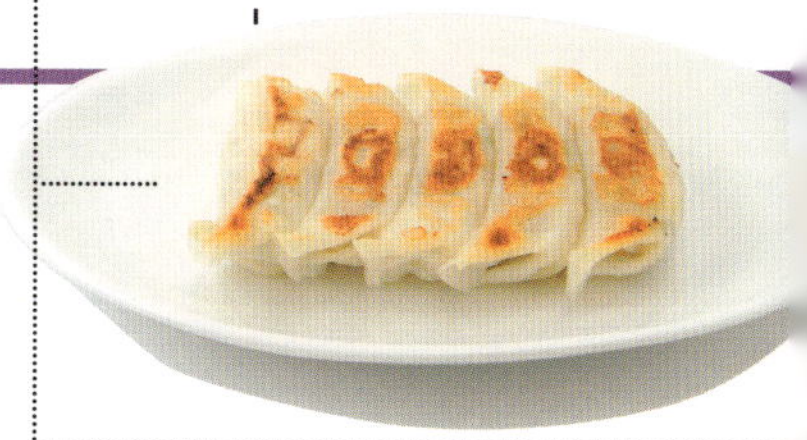

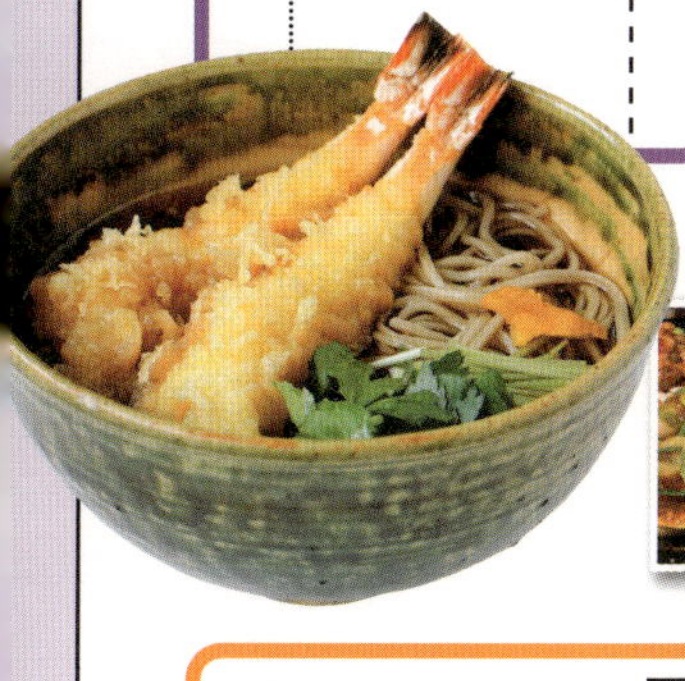

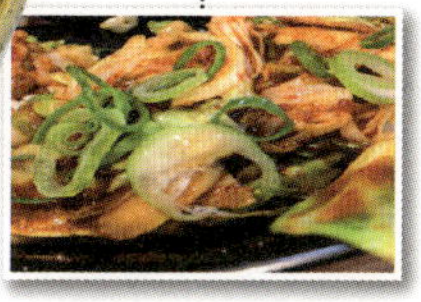

食生活改善のアドバイス

総括　男性の塩分目標量は7.5g未満です。1週間の平均塩分摂取量が9.4gで、やや多い傾向にあります。全体的に野菜料理が少ないです。毎食1～2品は副菜を食べるように心がけましょう。生野菜や果物に多く含まれるカリウムは塩分を排出させるはたらきがあるので積極的にとりましょう。

SUB CHAPTER

ランチでよく食べるものに含まれる「塩分」

普段、外食や中食でよく目にする食べ物の塩分量は知っていますか？ 1日の目標値はひとまず「男性：7・5g未満」「女性：6・5g未満」。最終目標は「6g未満」です！

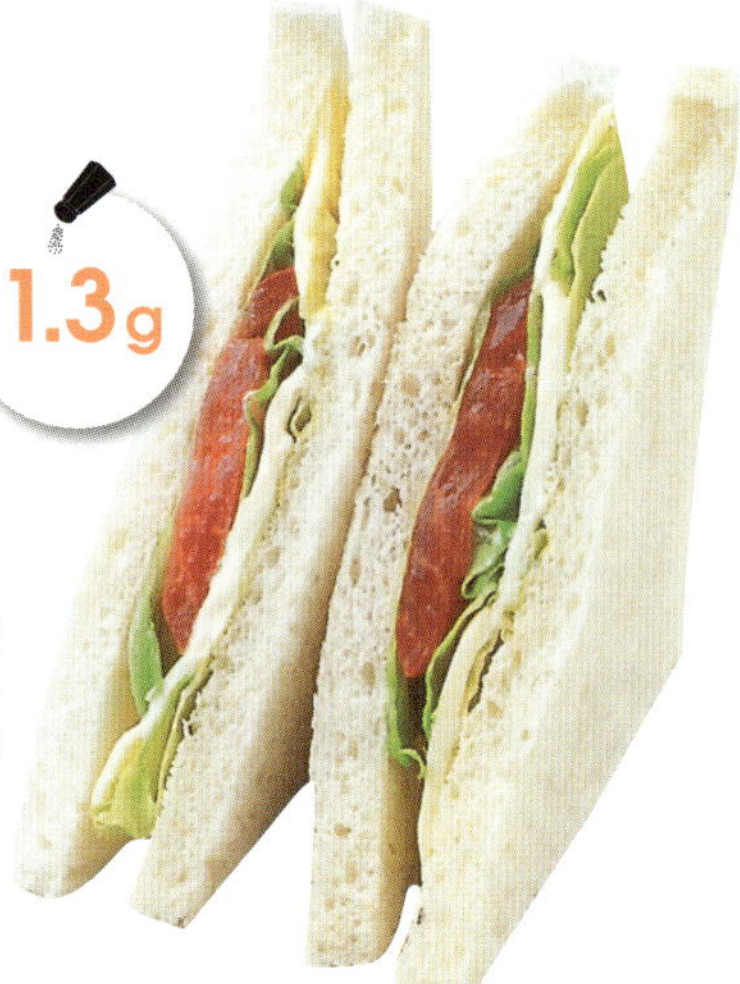

1.3g

サンドイッチ
（野菜）

ソースがしみ込んだカツサンドが塩分多め。他の具材はほぼ同程度

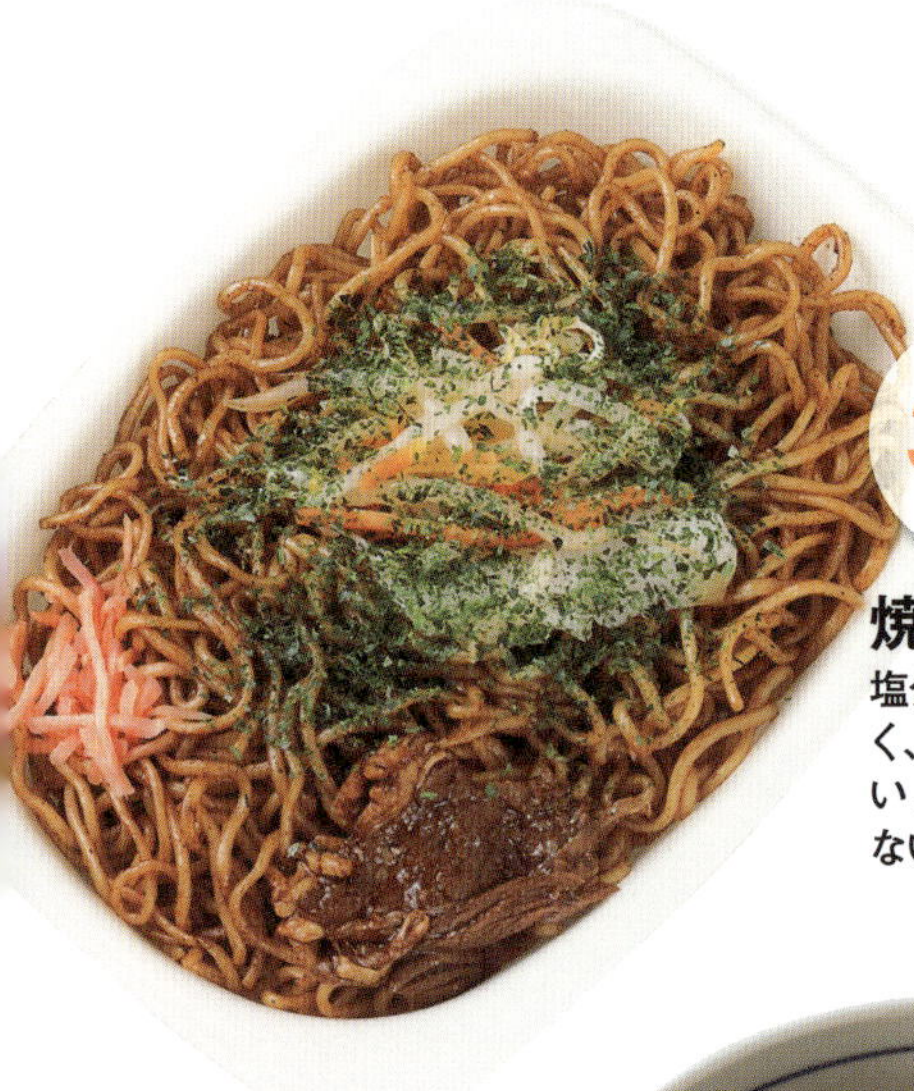

3.5g

焼きそば

塩分・カロリーが高く、野菜がとれないメニュー。続かないように注意を！

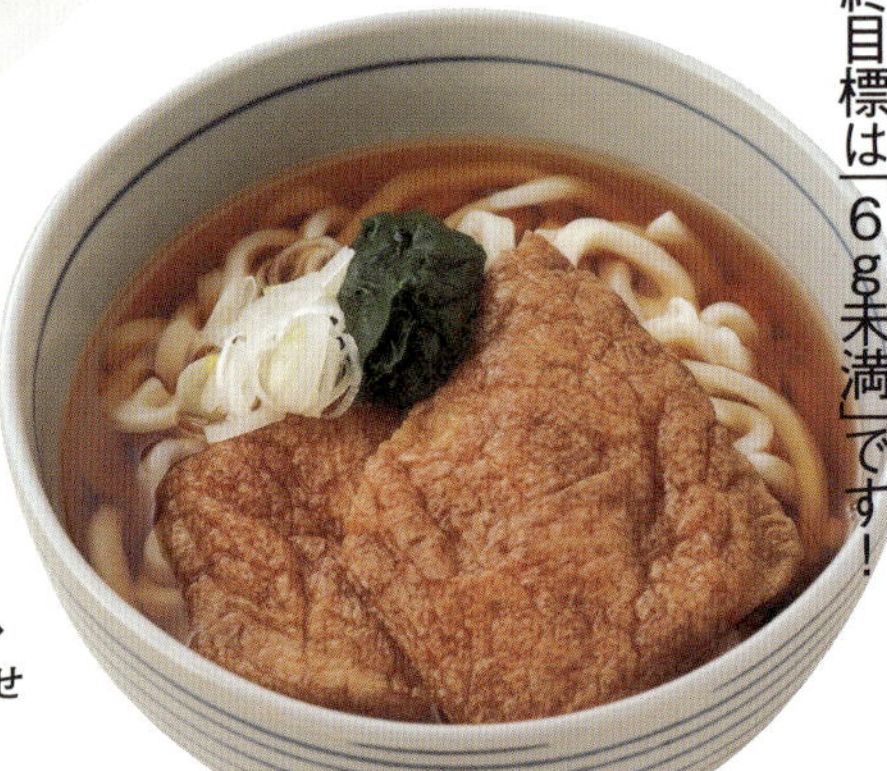

8.4g

きつねうどん

つゆを半量以上残せば約2～3g減

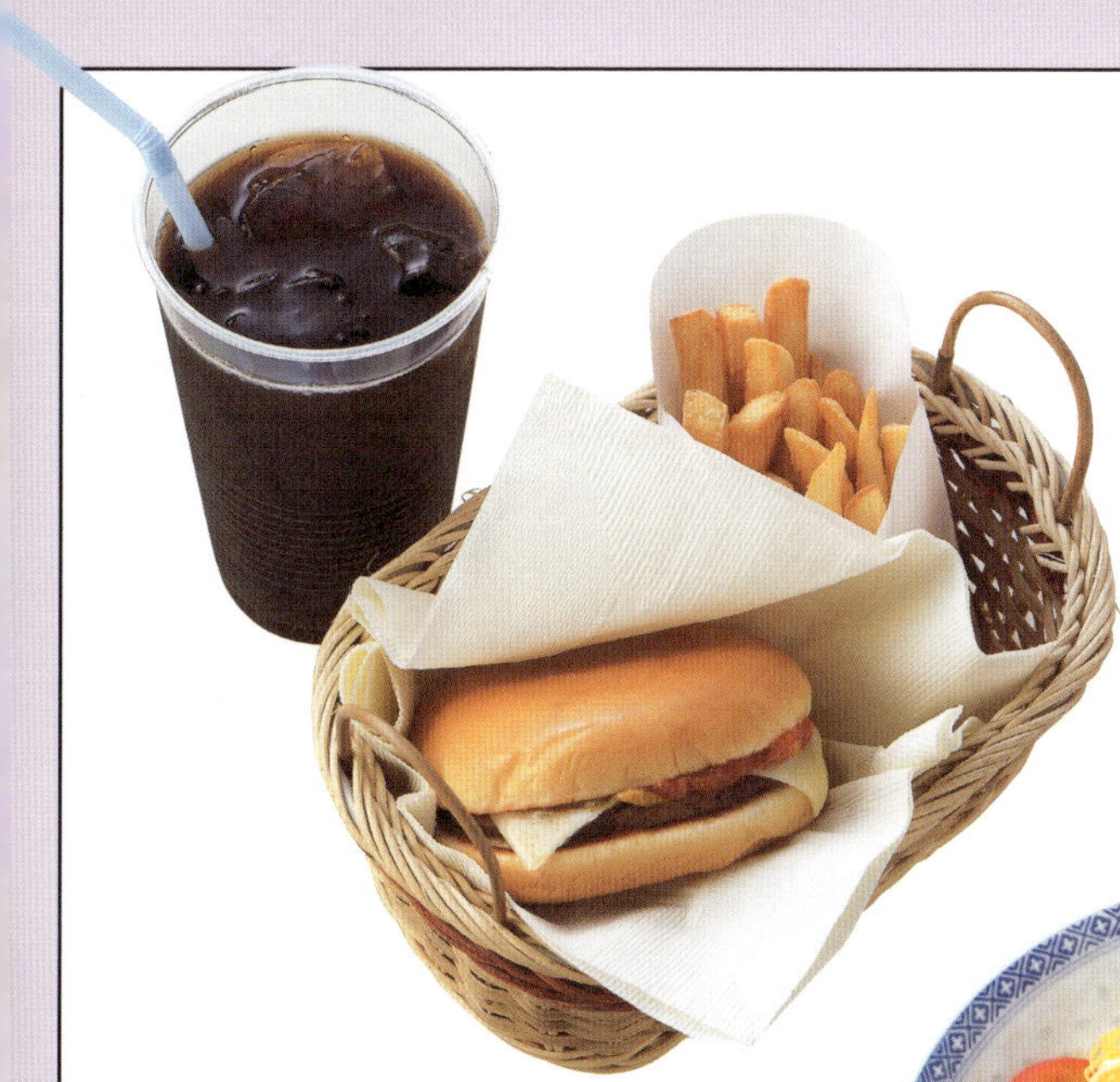

2.5g

チーズバーガーセット

ポテトSサイズを我慢すればマイナス1g（約200kcalオフにも）

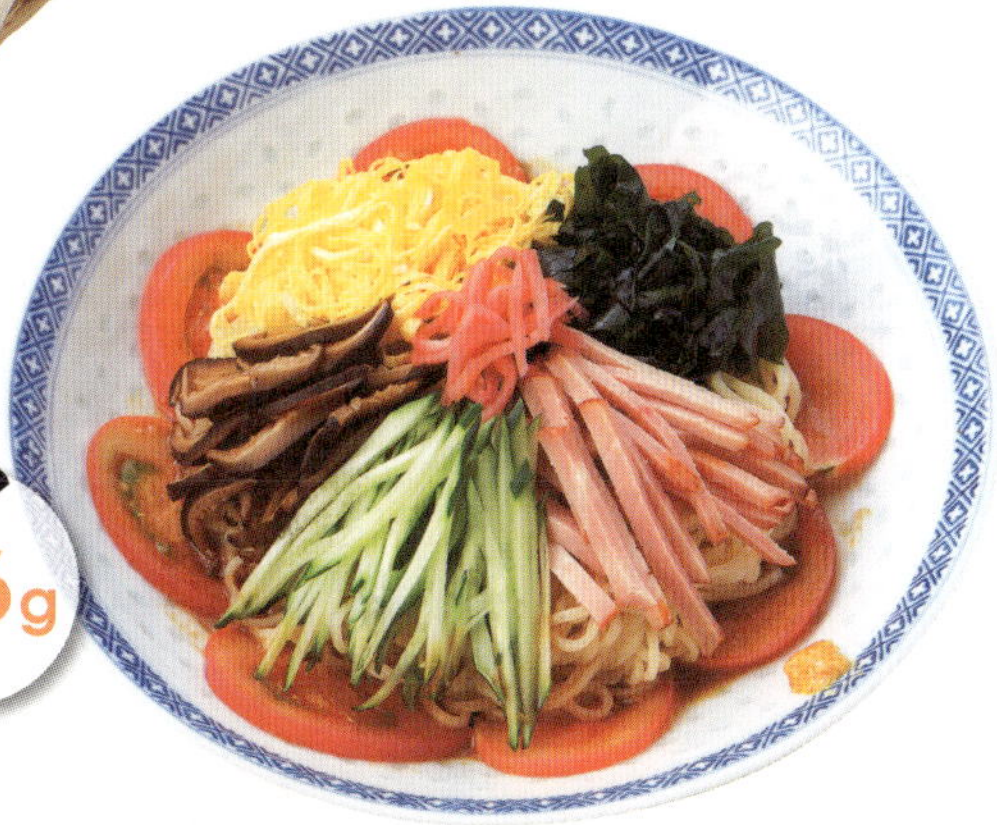

冷やし中華

5.6g

中華の麺類は塩分が高いと覚えて。たまに食べるときもスープ（つゆ）は残すを鉄則に

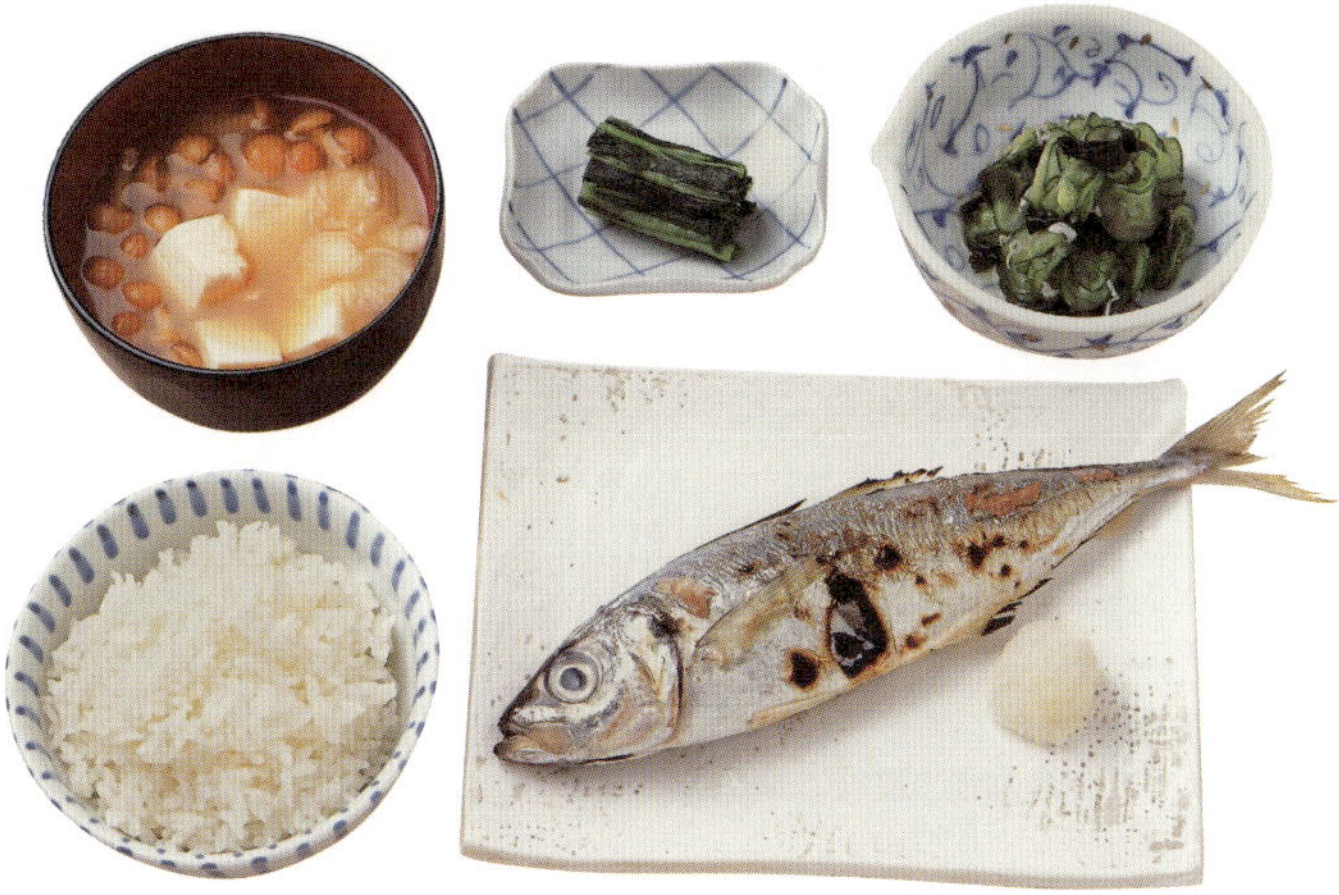

5.2g

焼き魚定食

大根おろしにしょうゆをかけるのはNG。漬物とみそ汁1/3杯を残せばマイナス約1g

写真および塩分データは、『塩分早わかり　第3版』（女子栄養大学出版部）より　サンドイッチ・野菜：P123、焼きそば：P160、きつねうどん：P139、チーズバーガーセット：P158、冷やし中華：P141、焼き魚定食：P148から転載

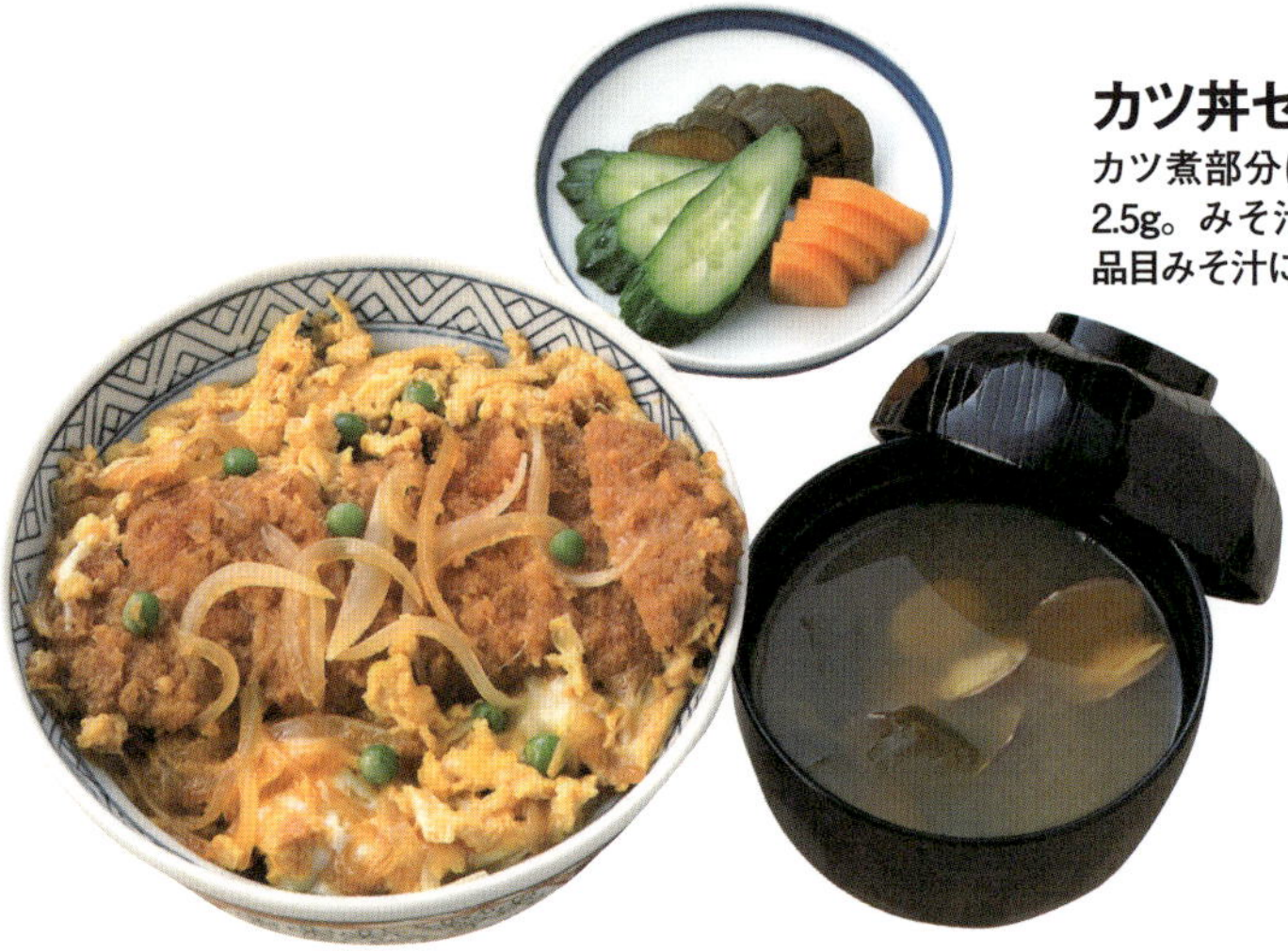

カツ丼セット

カツ煮部分は3.1g、みそ汁2.5g。みそ汁は夕飯で、8品目みそ汁に(42ページ)

6.3g

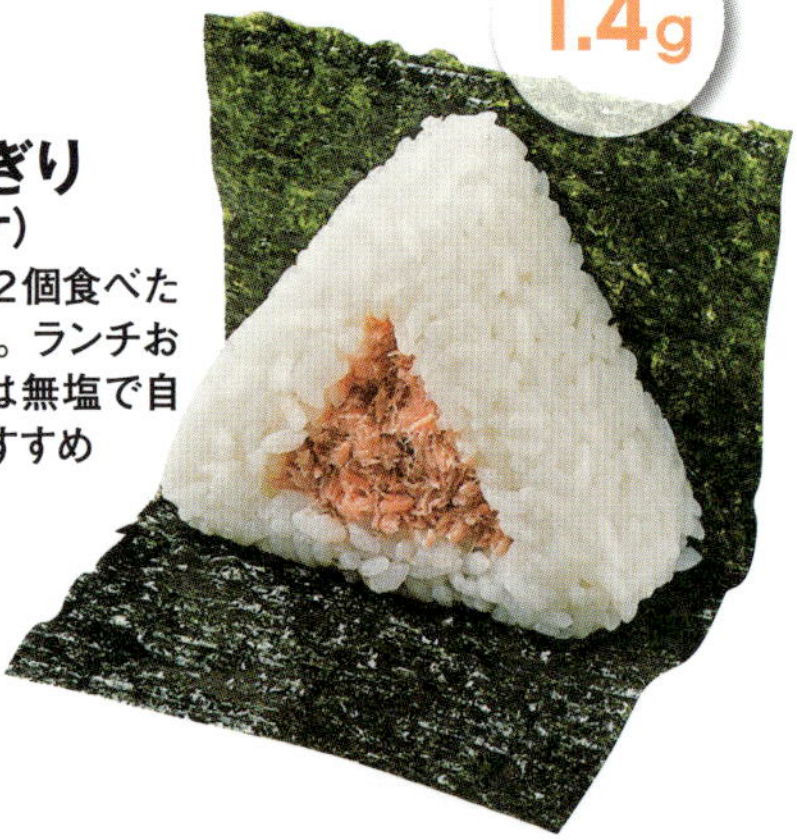

1.4g

おにぎり
(紅ザケ)

市販品2個食べたら約3g。ランチおにぎりは無塩で自前がおすすめ

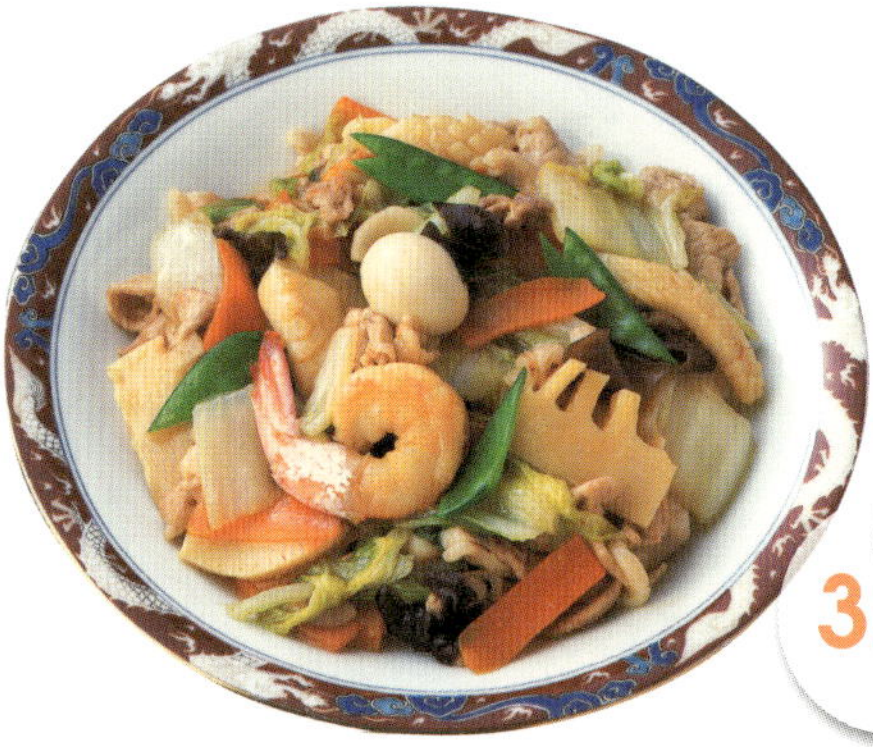

3.0g

中華丼

丼物は塩分・カロリーともに高い。あんがしみ込んだごはんを残し、サービスでつくスープは断って

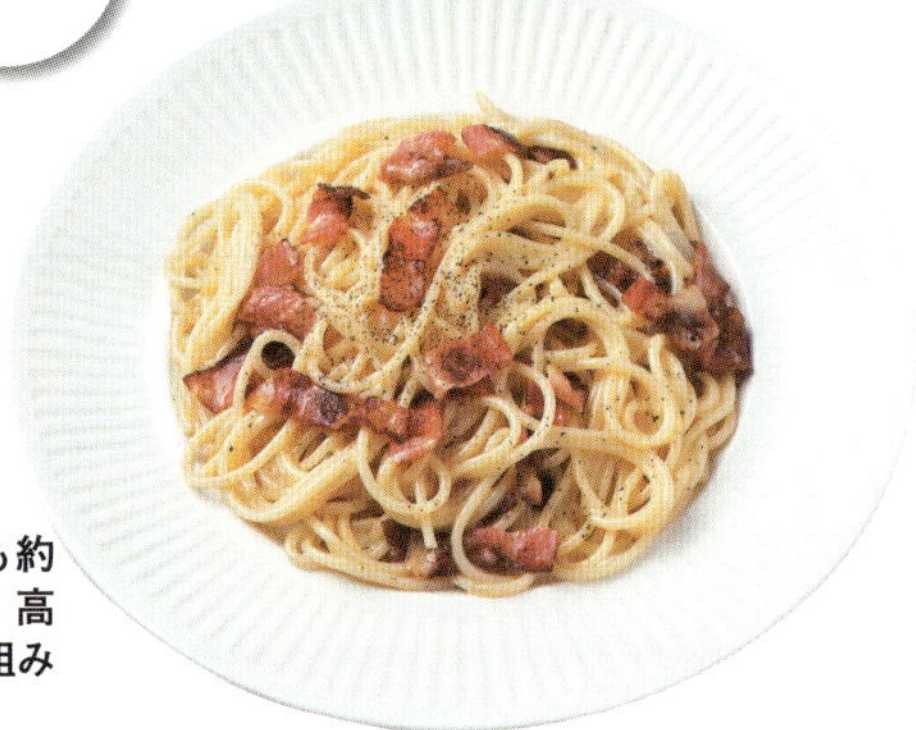

3.5g

カルボナーラ

ミートソースやボンゴレも約3.5g。生ハムやチーズなど、高塩分のサイドディッシュと組み合わせないように!

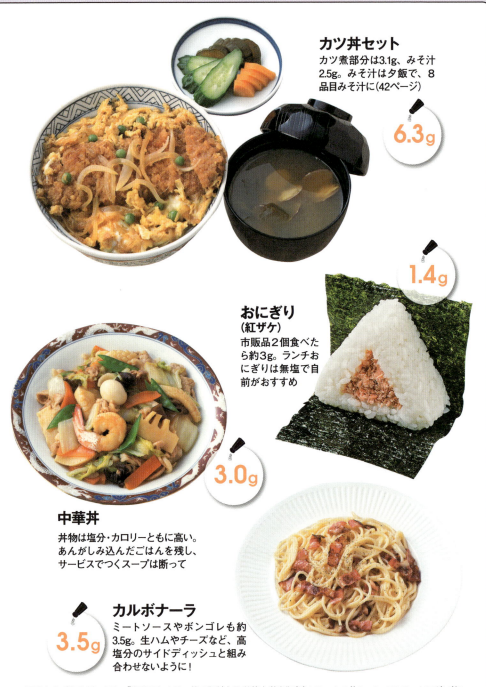

写真および塩分データは、『塩分早わかり　第3版』(女子栄養大学出版部)より　カツ丼セット:P145、おにぎり(紅ザケ):P116、中華丼:P156、カルボナーラ:P154から転載

知っ得コラム⑤

COLUMN

肉もOK! 無理せず減塩・減量を

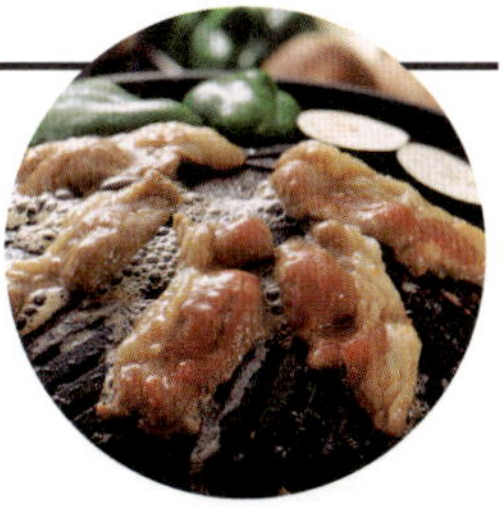

減塩や減量をめざすとき、あれもダメ、これもダメとストイックになり過ぎると、かえって続きません。また、栄養が偏る心配もあるので、体が欲する声にも耳を傾け、バランスのいい食事を続けたいものです。

脂身のついた肉類は動物性脂肪やコレステロールが多いので、血液の健康、動脈硬化予防、減量を考えると食べる回数を控えなければいけませんが、焼き肉を食べてスタミナをつけたいときもあります。

そんなときの味方がジンギスカン。羊肉はコレステロールが少なく、脂肪酸の燃焼を促進するカルニチンを含んでいます。カルニチンは体内で合成されるアミノ酸の一種ですが20歳以降、加齢とともに合成量が低下するので、食べ物から補給したい栄養素です。

一方、疲れたとき、頑張ったときには〝自分にご褒美〟の甘い物が欲しいことも。洋菓子より和菓子がヘルシーというのは誤解。どちらもカロリーと、隠し味の塩分が含まれるので表示を確かめ、食事と合算してバランスをとり、おいしく食べましょう。

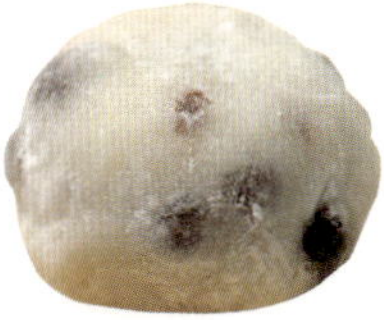

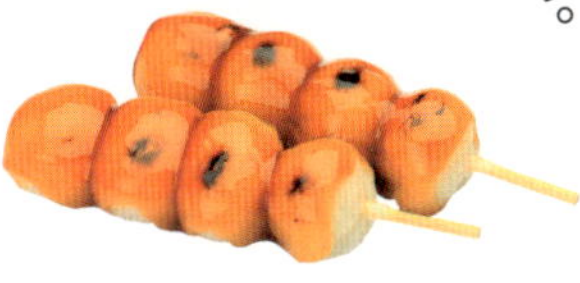

知っ得コラム⑥

薄味に慣れて減塩を成し遂げる！

世界中に健康的なことで知られる和食の唯一のウイークポイントは塩分が多いこと。日本人の塩分摂取量は平均10gを超えていて、塩味が濃い味に慣れている人が多いのです。

味つけが濃い料理を食べ続けていると、素材や調味料の微妙な違いが分からなくなり、より濃い味つけを欲するようになるため、減塩で苦労することになります。

繊細な味に慣れて、塩分を控えた薄味でも風味の豊かさを味わうことができる舌を取り戻しましょう。

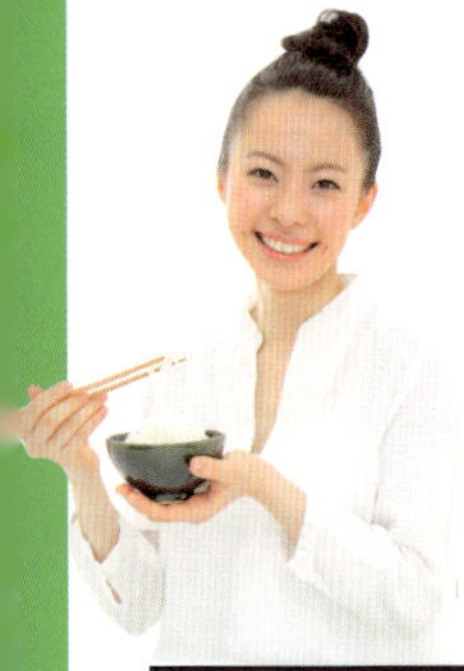

COLUMN

薄味で満足する舌になる食べ方

・口腔ケアをしっかりする

舌の表面にある「味蕾」という器官が味を感じるので、舌の上が「舌苔」で汚れていると感度が悪くなる。口腔ケアをして、お口の中は清潔に保とう。舌苔除去用ブラシを使って、定期的にクリーニングも

・食事時間を10分延ばす

食事にかけている時間を意識して延ばし、ゆっくりよくかんで食べよう。かめばかむほど、唾液に味の成分が溶け出して、舌が味をキャッチできる。早食いは濃い味を欲しがちで、過食の原因にもなってしまう

・おかずの間に主食をはさむ

おかずをよくかんで味わい、飲み込んだらごはんを食べて、口の中のおかずの味を消し、別の副菜などを食べ、またごはんを食べる。料理ごとの風味の違いを味わう習慣が、繊細な味を感じる訓練に！

第4章

自力で血圧を下げる「運動」と「ストレスフリー生活」の法則

高血圧を含むあらゆる生活習慣病の予防・改善に、「適度な運動」と「ストレスコントロール」が必要とされています。仕事や家事の合間に、自分のために時間を割くのは大変でも、何より大事な健康のために一つでもできることから始めましょう。

法則
26

いちばん効くのは『ウォーキング』

有酸素運動を習慣に

減塩と減量とともに、血圧を下げるセルフケアで欠かせないのが運動です。1日に30分程度の有酸素運動をするのがよく、この運動は血圧だけでなく多くの生活習慣病の予防にもなります。

運動習慣がない人にも手軽に取り組めて、継続しやすいのはウォーキングです。これまで一日の中でとくに決まった運動の時間をもっていない人は、まず自分の平均的な一日を思い描き、どのタイミングでウォーキングの時間をとればいいか、考えてみましょう。

平日と休日、2つのパターンを考えておくのがコツ。続けるために、無理なく、気持ちよく歩ける時間を選ぶと、朝や夕方になる人が多いようです。

タイミングを決めたら、歩くコースも考えてみましょう。

ネットを使って距離や時間をシミュレートすることもできます。関連ウェブサイトが多数あり、「ウォーキング」「計測」などの単語で検索できます。

または街の散策も兼ねて自由気ままに歩くのも愉快なものです。とにかく楽しく続けましょう。

筋肉がやせてはダメ！

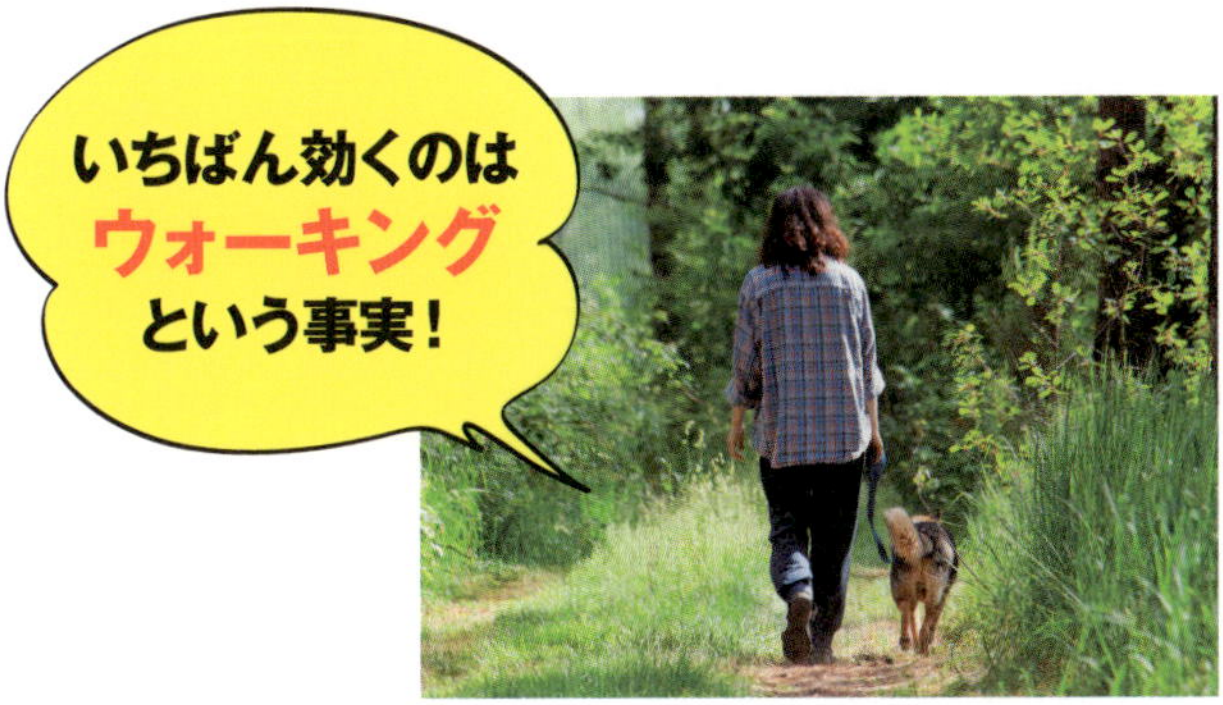

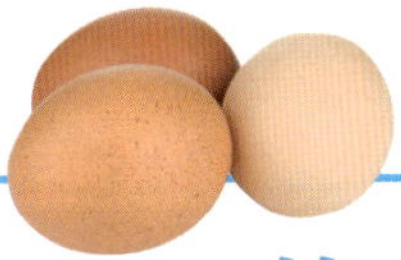

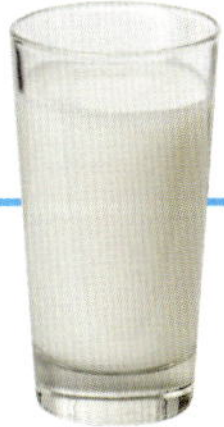

筋肉強化の栄養もとろう

筋肉が減ってしまうと血圧や、血圧が高いことによって起こる病気のリスクを上げる可能性もあります。

筋肉量が少ない人は心疾患リスクが高まるという報告があり、握力測定で心疾患リスクを判別する研究もされています。

筋肉は、食事でとった栄養を蓄え、消費する器官なので、とくに高齢の方など筋肉量が低下すると全身の代謝が悪くなり、食生活を改善してもその効果が出にくく、免疫力が低下してあらゆる病気にかかりやすくなってしまいます。

適度な筋肉を維持するには有酸素運動の継続と、アミノ酸を含む良質なたんぱく質をとること。軽めに済ます朝・昼食にも乳製品や卵を加えてバランスをとりましょう。

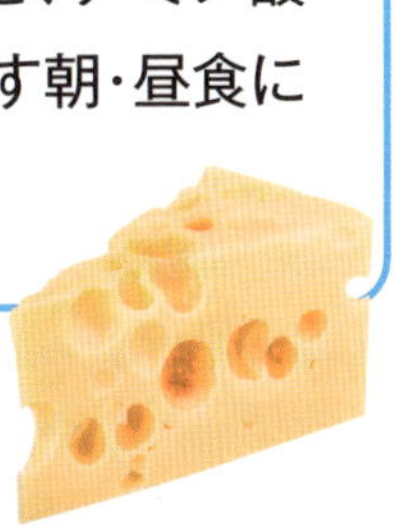

法則
27

『降圧ウォーキング』のポイント

血圧の下がる歩き方

血圧改善によい運動は、無理なく続けられる「息がハァハァしない程度の有酸素運動」で、内臓の周囲についている脂肪を落とすことが目標です。

内臓脂肪を燃焼させ、筋肉を保つために、フォームを意識して、筋肉を動かし、普段よりは少し速いスピードで歩みを進めましょう。だらだら歩いては脂肪は燃えません。イメージとしては、しっかり呼吸しつつ、軽いお喋りや鼻歌が続けられる程度の負荷で、きびきび歩きます。

口呼吸はNG。鼻からたっぷり吸って、なるべく腹いっぱいに酸素を取り込みましょう。背筋も伸びるので、フォームも整います。吐くときは鼻または口から細く、長く吐くのが理想的。普段の生活でも、こうした呼吸法を意識しておくと、運動のときもたっぷり酸素を取り込む「腹式呼吸」ができます。

そして、途中で休憩するときには胸と腹に酸素を満たす「胸腹式呼吸」をしましょう。肋骨《ろっこつ》や肩を空気で押し開き、肩甲骨が縮まるイメージで酸素を取り込むと深呼吸ができ、上半身のストレッチにもなって、リラックスできます。

正しいフォームを意識して歩こう

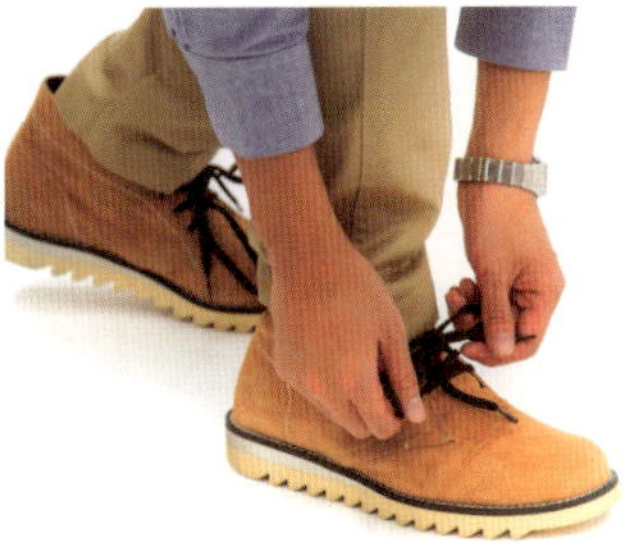

POINT 1

あごを引き、背筋をまっすぐ
伸ばして立ち、肩のチカラを抜く

POINT 2

脚はつま先からではなく、ももから前に出す
イメージをもって。着地はかかとから。
体重移動して、つま先で地面を蹴って前へ

POINT 3

散歩より少し速いスピードで歩こう!
1日に10分×3回でもOK

POINT 4

ひざや腰に不安がある人は
浮力があるプールで歩くのがGOOD

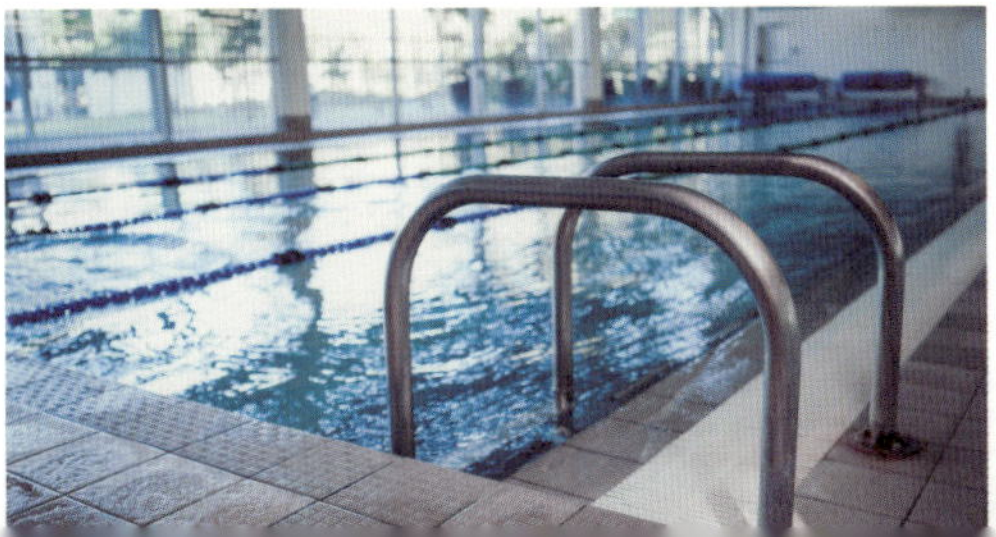

血圧を下げるウォーキングQ&A

＊Q.1 どれくらい歩けばいい？

A 定期的に歩くことが大切です。10分×3回に分けてもOKなので、できれば毎日30分以上歩きましょう。

よく健康づくりのために「1日1万歩をめざそう」などといいますが、生活で歩く歩数は平均6000～7000歩といわれ、約1000歩は平均10分で歩けるので、30分プラスすれば1万歩達成もそう難しくありません。

ポイントは「プラス30分」です！

＊Q.2 いつ歩けばいい？

A 歩くのは暑からず、寒からず、快適に歩ける時間帯を選んで歩きましょう。じわじわ脂肪を燃やし、筋肉を鍛える決意と歩数の目標をもって、家を出て！ 1度に10分以上、歩き続けるよう時計をチェック。歩数計もあると便利です。スマートフォンなら無料の専用アプリをダウンロードして活用しましょう。

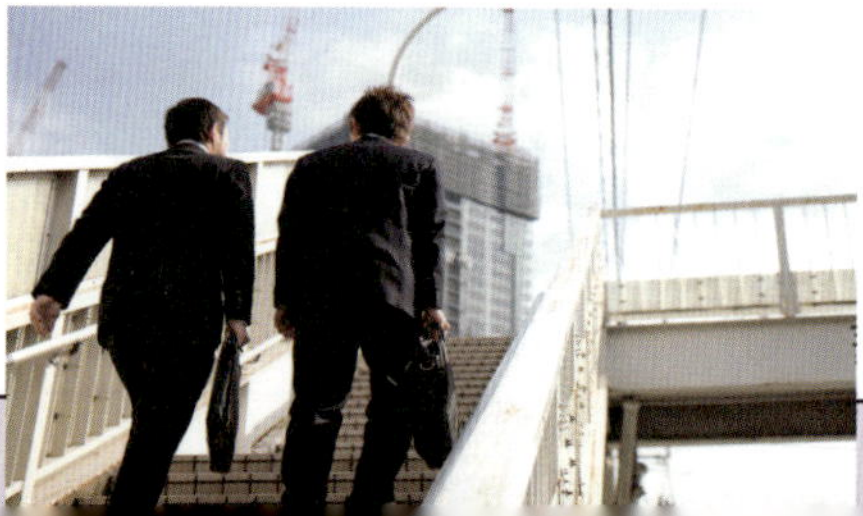

Q.3 頑張らなきゃダメ？

A 血圧を下げるためのウォーキングは「低強度の運動」であることが重要です。走ったり、筋トレは血圧上昇を招くこともあるので、適しません。

呼吸がラクにできる、息が弾まない程度のスピードで歩くのがベスト。家族や友人と連れ立って、楽しくお喋りしながらでもOKです。日によって体調が悪い、足が痛いなどトラブルがある日は無理せず休みましょう。

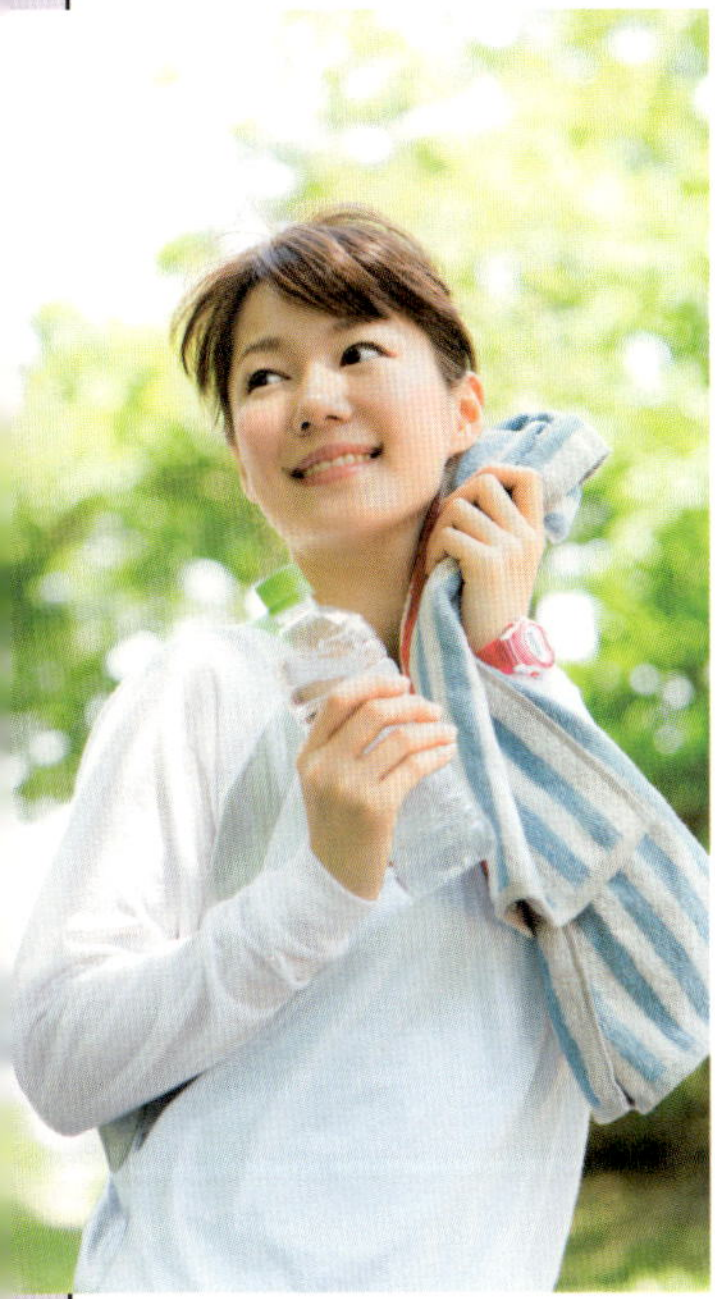

Q.4 歩くとき、気をつけることは？

A 喉が渇いたと思う前に水分をとることを習慣にしましょう。歩く前後は必ず飲み、ウォーキング中も飲みます。

靴は足にフィットした、クッション性が高い運動用のシューズがベター！　汗をかいても熱や湿気がこもらず、快適に歩き続けられる繊維でできた服装を選ぶと快適です。日差しが強い日は帽子、サングラスを忘れずに！

法則 28

30分程度の『掃除』をする

体を動かす習慣を

高血圧予防のためには適度な運動を続け、減量することが大切です。

血圧コントロールにふさわしい運動は「ハァハァ息を弾ませるほどではない、低強度の有酸素運動」。88〜91ページで紹介しているウォーキングを参考にしてください。

運動不足を家事で解消

一方、ズボラさんは暮らしの中での活動量を増やすことも考えましょう。ウォーキングに勝るとも劣らない効果を発揮します。

左ページの表は、運動強度（メッツ）と時間から掃除をしたときの消費カロリーを計算したもの。

運動での消費カロリーと見比べても、「掃除」がいい運動になることがよく分かります。

例えば休日に30分洗車をして、15分風呂掃除をして、30分掃除機をかけたら、75分間「早足で歩いてきた」のとほぼ同程度の運動になり、家は隅々までキレイになり、家族は笑顔になります。

せっかくなら「ウォーキングに匹敵する活動量にする」と意識して、キビキビ体を動かし、全身の筋肉を使いましょう！

掃除で消費できるカロリー

	体重50kgの人	体重65kgの人	運動の強度
30分間、家の周りやガレージを掃除する	100kcal	130kcal	4.0
30分間、洗車をする	87.5kcal	113.7kcal	3.5
15分間、風呂掃除をする	43.5kcal	56.5kcal	3.5
30分間、掃除機をかける	82.5kcal	107.2kcal	3.3
20分間、窓拭きをする	53kcal	68.9kcal	3.2

参考 運動で消費できるカロリー

	体重50kgの人	体重65kgの人	運動の強度
30分間、卓球をする	100kcal	130kcal	4.0
30分間、ちょっと早足でウォーキングする	87.5kcal	113.7kcal	3.5
30分間、犬の散歩をする	75kcal	97.5kcal	3.0
15分間、ゴルフスイングの練習をする	37.5kcal	48.7kcal	3.0
30分間、景色を見ながらゆっくり歩く	62.5kcal	81.2kcal	2.5

・運動の強度の単位はメッツ
・家庭生活で運動の強度や時間、安静時のエネルギー消費量を正確に測ることは難しいので、掃除によるエネルギー消費量は、1エクササイズで「体重1kgあたり1kcalのエネルギーを消費」と考えて計算すると簡単
エクササイズ(メッツ×時間)×体重(kg) =エネルギー消費量(kcal)とした
・運動の強度(メッツ)は、「改訂版 身体活動のメッツ表」(独立行政法人国立健康・栄養研究所、2012年)より抜粋

法則
29

血圧にいい『睡眠』をとる

ぐっすり寝て血管の老化を防ごう

ストレスをためないように、体と心の休養になる質の高い睡眠をとることも重要です。"ぐっすり眠る"と疲労が回復し、"寝ている間"には傷ついた血管の細胞がメンテナンスされます。満足な睡眠がとれない状態が続くと、体力・回復力が低下するので、減塩・減量作戦も功を奏しません。

では質の高い睡眠とは、どのような眠りでしょうか。

ポイントは、

①すっきり（目覚めがよい）
②ぐっすり（寝つきよく、途中で起きない）
③シャキッ（疲労がとれ、エネルギー回復）

の3つの実感。起きた後でこれが実感できれば、質の高い睡眠がとれた証拠です。

そのために心がけたいことは左ページに挙げた5つのポイントです。

夜ふかしはNG

さらに血管をはじめ体のあらゆる細胞のメンテナンスの点からいえば、修復・再生に関わる「成長ホルモン」の分泌が盛んな22～2時のゴールデンタイムは深く眠っていることが理想的です。

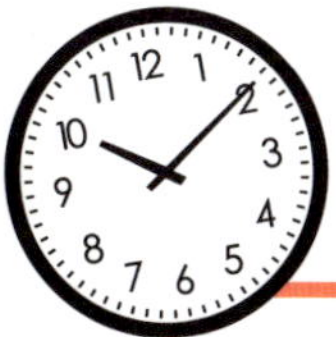

寝る前、起き方にポイント

1 夕食は就寝3時間前まで

胃腸が活発にはたらいているとぐっすり熟睡できない。食べたものの消化が終わってから就寝できるよう、夕食は寝る3時間前までに済ませよう。早めにとれなかったら、消化がいいものを控えめにとるだけにとどめておこう！

2 夕食後はのんびり、PC・スマホは厳禁

自然な眠気を招く環境でリラックス。蛍光灯は消し、白熱灯の下でくつろいで(101ページ)。脳の覚醒を促すブルーライトから離れて過ごしたい時間なので、テレビ観賞もほどほどで切り上げ、寝室には光源を持ち込まない！

3 寝室は湿度40〜60%をキープ

睡眠中に血圧が下がり、静かに快眠できる環境に室内の調整を。湿度は40〜60%、温度は季節によって設定温度を変えて(夏25〜28℃、冬15〜18℃)。自然な体温が保てるように、寝入る頃には空調が切れるタイマー設定を

4 パジャマに着替えて眠る

「さぁ寝るぞ」と自分のスイッチ切り替えを明確に。夕方から徐々に体は就寝モードになっていき、眠気が出てくるので、そのタイミングで着替えて。パジャマを着たら、生産的な活動は「また明日」。自己流の入眠儀式もOK

5 毎回同じ時間に目覚ましをセット

安定したリズムで生活を送ると、血圧も落ち着くので、起床時間と就寝時間をなるべく一定に。休日もいったんいつも通り起きて血圧を測り、朝食をとって体を動かして。もうちょっと寝たいなら午後3時までに短い昼寝をプラス！

法則

30

『急変』タイミングを知る

血圧は急上昇させないことが大切

血圧は一日中一定ではありません。誰でも小刻みに変動しているので、それは問題ありません。

そして何かのタイミングで急に上がることがあっても、健康な人なら上下幅がさほどではないので、問題はありません。

しかし普段から血圧が高く、動脈硬化が起きている人の場合、そういった血圧の急上昇は脳梗塞や心筋梗塞のリスクを高める可能性があります。

そこで急上昇を予防するために、あらかじめ用心が必要。日に3度の急上昇の危険があるタイミングを知っておきましょう。

朝は目覚めたとき、昼はストレスが強いとき、夜は入浴前がとくに気をつけるタイミングです。

心にゆとりをもって生活を

そして、なるべく日々あまり変わらないスケジュールで過ごし、何か予期せぬことが起こったときも〝ひと呼吸〟おいて、あわてず対処できるゆとりをもって。

たいていのことは「なるようになる」と鷹揚な心で受け止める方が、ストレスを減らし、血圧コントロールに役に立ちます。

朝・昼・夜の血圧急上昇を防ぐ

朝の血圧急上昇を防ぐポイント
1時間の余裕をもって起きる

飛び起きて身支度しなければならないような時間に
目覚ましをかけるのは血圧急上昇を招く。

身支度はゆっくり、あわてずに

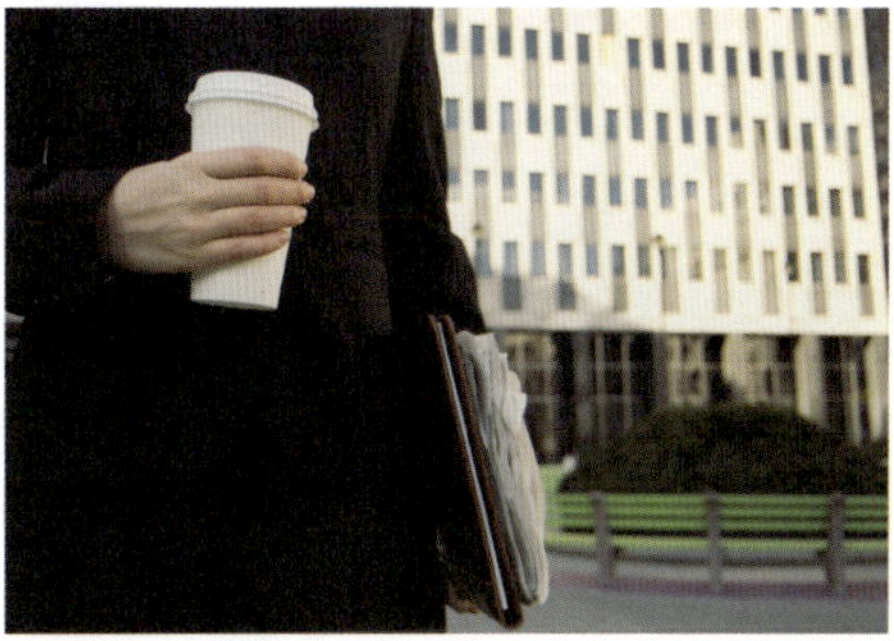

その他のポイント

- 洗顔は「ぬるま湯」で
- トイレと室内の気温差に注意
- トイレでいきみ過ぎない
- 排尿の後で血圧測定(18ページ)
- 通勤も余裕をもって家を出て、あわてない

昼の血圧急上昇を防ぐポイント
ストレスを感じたらひと呼吸おく

適度に休憩をとりながら仕事や家事をし、無理しないで。イライラしたり、あわてることは血圧上昇のもと。**ストレスを感じたときにはストレッチや腹式呼吸をして気分転換をはかり、体の緊張をほぐして**

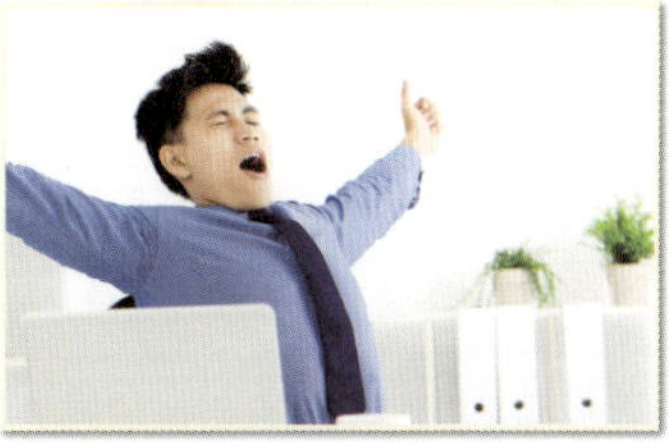

夜の血圧急上昇を防ぐポイント
リラックス&眠気をもよおす入浴を

風呂の脱衣所が寒かったり、熱い湯につかると血圧急上昇を招く。**つかるのは38～40℃のぬるめの湯にして、長湯は禁物(5～10分以内)。**
入浴後、1時間は血圧が低く、自然な眠気が出てくるので、その間に就寝を

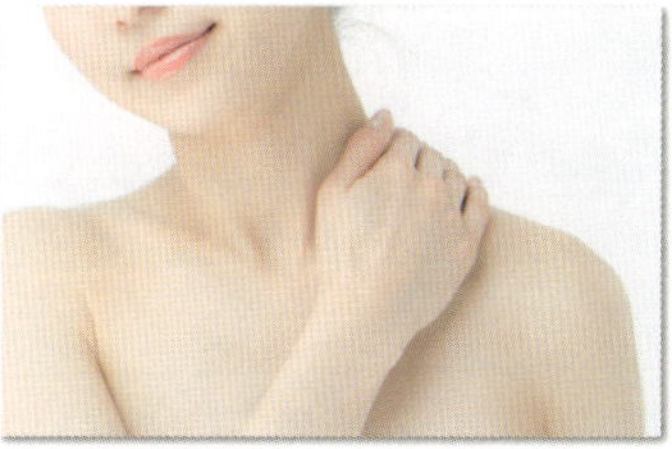

SUB CHAPTER

ストレスを軽減して高血圧を予防する暮らし方

＊ストレスと高血圧など生活習慣病の関係

血圧が上がる原因は「＝ストレス」ではありません。しかし、現代生活ではストレスが体や心にさまざまな影響を及ぼしていて、高血圧や高血圧が招く重い病気、糖尿病などの生活習慣病全般にも影響があると考えられ、ストレスマネジメントが大切だとされています。

一方、ストレスはネガティブに受け止めている人ほど影響が出やすいという報告もあります。すると、深刻に「病気の原因になってしまう」などと心配するのは逆効果かもしれません。

つまり、ストレスの影響はまだまだ未知数ということなので、あまり心配せず、ストレスを管理し、日常生活の中で適度に解消するのがいいでしょう。

体と心のコンディションをいい状態に保つことができれば、病気を遠ざけることができるので、前向きに、ストレスフリーの生活をめざしましょう。

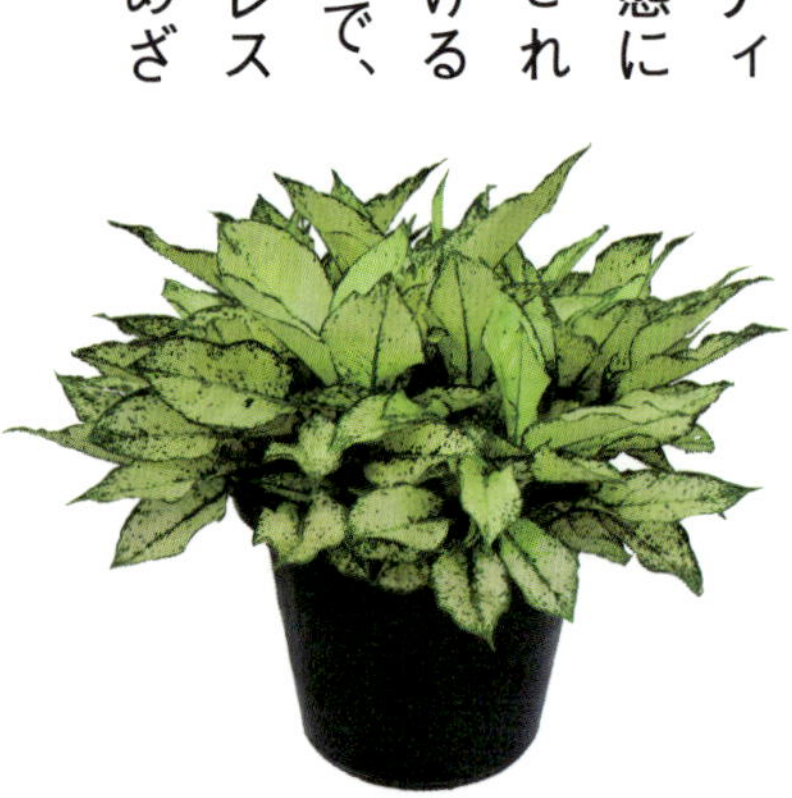

＊1室『多灯』でくつろぐ

一日の中で血圧は小刻みに変動しているものですが、本来は朝、起床したときから上昇し、活動する日中は高め。夕方以降、徐々に低下して、睡眠中は低くなるのが健全です。この自然のリズムを後押しするために、日中は十分に体を動かし、夕方以降は体を休め、心をリラックスさせることが大切です。

手っ取り早く〝ON・OFF〟のスイッチを切り替える方法は、照明を工夫すること。脳は光の影響を受け、体のはたらきを司る自律神経のうち、ONの交感神経とOFFの副交感神経を切り替えます。

夕食が終わったら、夕暮れ時のような温かみのある白熱灯の下でのんびりしましょう。

日中の活動時に合う照明以外に、切り替えられるランプやダウンライトを利用して。部屋全体を照らさなくてもいいので、小さいランプを2～3個置くぐらいでOK。ブルーライトを発するパソコンやスマートフォンを扱うのは、控えましょう。

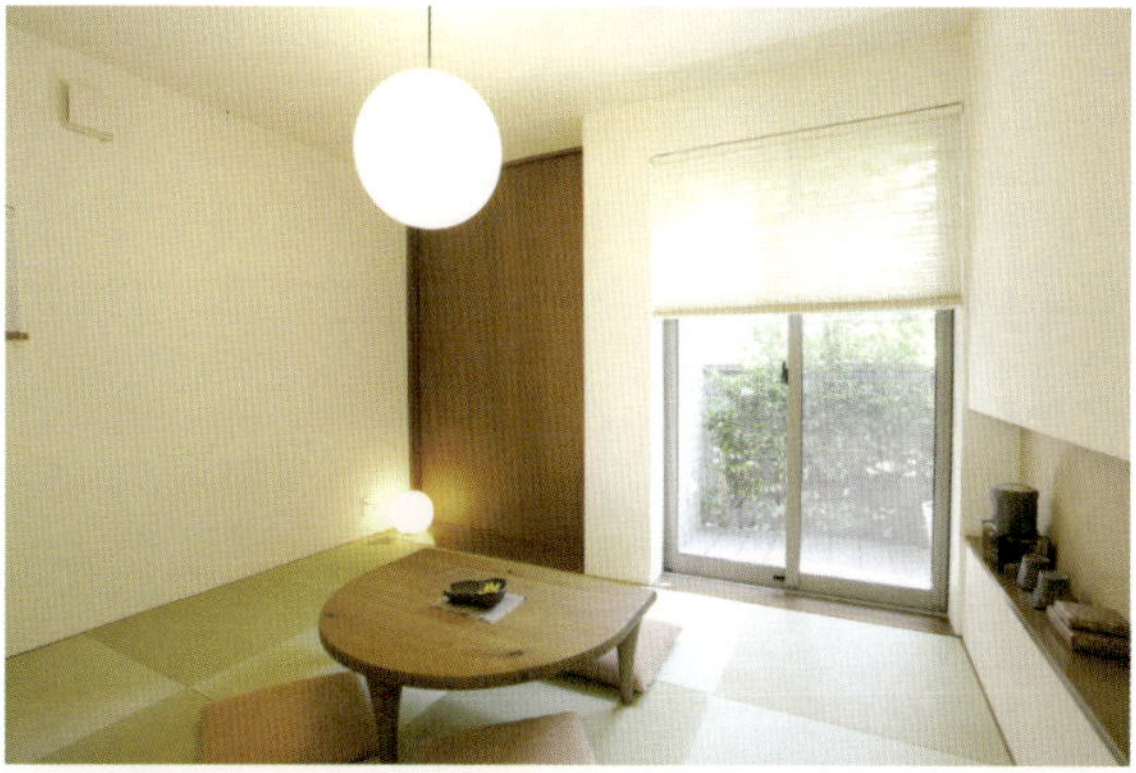

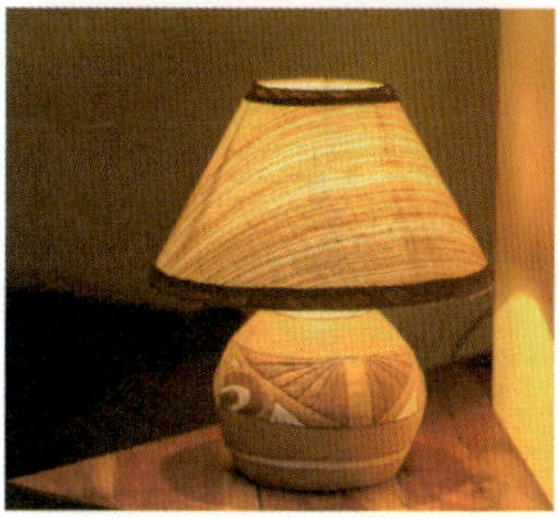

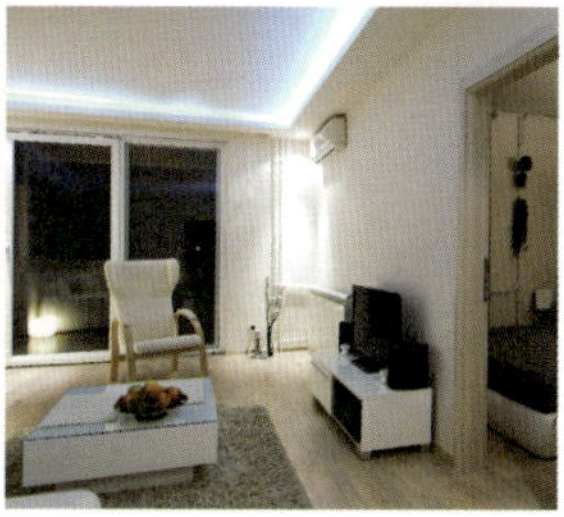

＊『腹式呼吸』をマスターする

職場でイラッときたときや、目が回るほど忙しいときなど、ストレスフルな場面に、日中はたびたび襲われます。そんなときは〝ひと呼吸〟おいてリラックスを。実際には普段より深い呼吸に変えましょう！

お腹を膨らませてゆっくり呼吸する「腹式呼吸」を3分ほど繰り返すと、体のはたらきをコントロールする自律神経のうち、リラックスを促す「副交感神経」が優位になりイライラが鎮まります。ポイントは「息を吐ききる」こと。吐く方を意識して行えば、自然にたっぷりと吸えます。

現代生活は心と体の緊張やストレスが強く、呼吸が浅くなりがちな人が多いようです。ストレスが強いと感じる場面でなくても、普段から仕事や家事の合間に手を止め、深くゆっくり呼吸する時間をもつようにするのも血圧コントロールにいいこと。手順を覚えてちょこちょこ深呼吸を。お風呂や就寝前のベッドで行うのもおすすめ。

腹式呼吸のやり方

1 「鼻」から、息を吸う
息を吸ってお腹を膨らませる。お腹に手を当てると分かりやすい

2 「口」から、3秒間吐く
息を「吸う」より「吐く」をより意識して、腹式呼吸を

3 3秒間、息を止める
①～③を3分ほど繰り返すと、リラックスを促す副交感神経が優位にはたらき、心身ともに落ち着くことができる

＊『観葉植物』を育てる

ストレスを軽減し、血圧を安定させるためには、ゆとりあるリズムで暮らすことが重要ですが、何かとあわただしく、忙しい毎日の中では「いいと分かっていても、それが苦手」という人も多いでしょう。心身がホッとするルーティンワークをつくると、一日のリズムをつくりやすくなります。

そこで、観葉植物を育ててみませんか。

植物は定期的に水をやったり、日に当てたり、雨避けしてやったり、世話をしなければ傷んでしまいます。

例えば朝晩のひととき、その世話をする時間を決めることで一日のリズムのポイントができるでしょう。

世話をしただけ葉がいきいきと繁り、元気な姿を見ればうれしく、生活にうるおいを感じます。

観葉植物でなくても、熱帯魚を飼う、時間を決めて読書する、写経の時間をもつなど何でも好きなことでよいですが、植物や動物など〝生き物相手〟の方が、なまけることができない分、暮らしの中でいいハリになります。

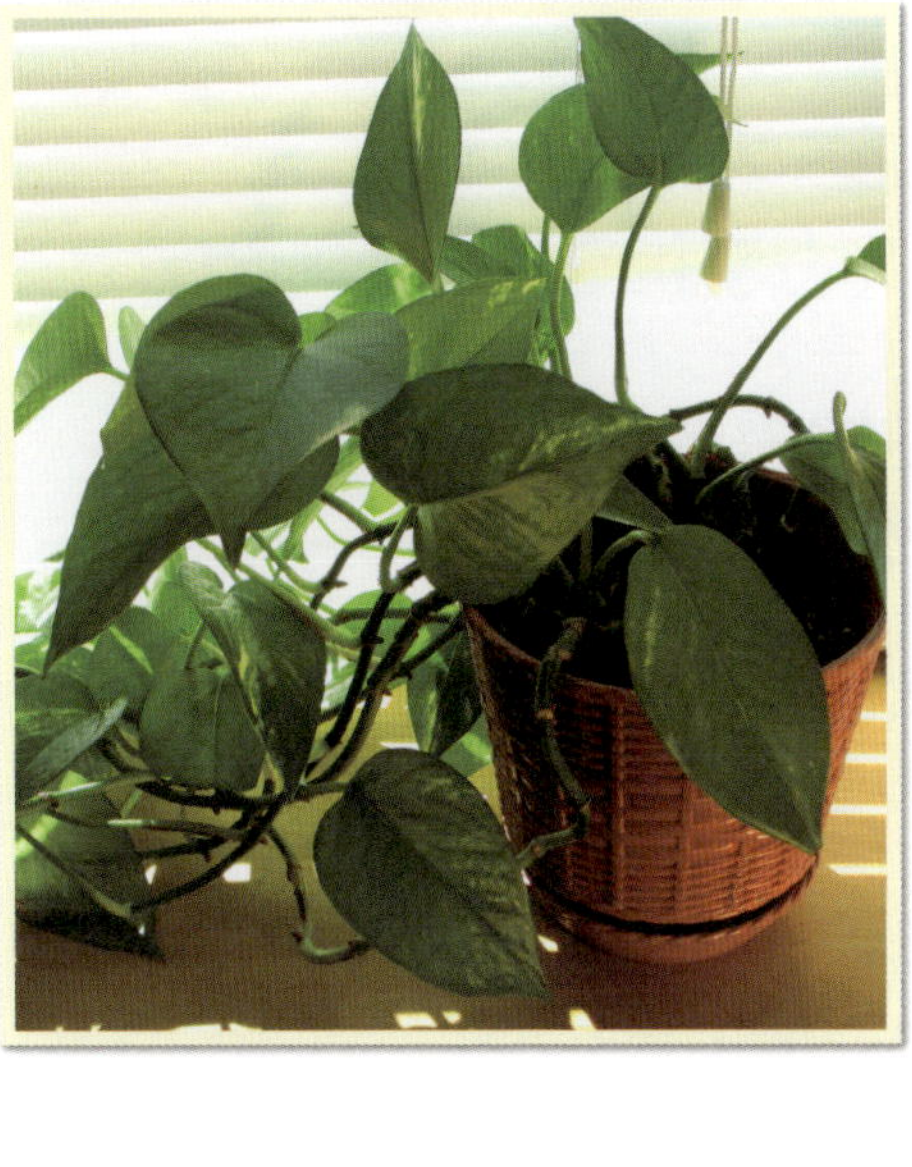

＊足指を『グーパー』する

心臓からいちばん遠い足先の血流を改善して、全身の血行促進をしましょう。足先や手先に触ってみて、冷たい人は要注意。女性だけでなく、男性も末端に冷えがたまっている「冷え性」の人は増えていて、その冷えは血流が滞っている証拠です。心臓に負担をかけ、血圧はもとよりさまざまな健康被害の原因になることも！　ウォーキングなど全身運動で血行促進し、冷えを改善するのが理想的ですが、運動できない日は足指をグーパーするだけでも冷えとり効果あり。手先も冷たい人は、手指のグーパーもやってみましょう。

湯船につかっているときや、寝る前のリラックスタイムにやるのがおすすめです。

足指体操

STEP❶ 左足を、右太ももの上にのせる。
左足指の間に、右手指をはさんで組む

STEP② **足指と手指を組み合わせたまま**
前後左右に動かし、足指をほぐす

STEP③ ほぐれたら手を離し、右太ももから左足を下ろし、**同様の手順で右足指をほぐす**

STEP④ **ほぐれた左右の足指をグーパー。**
ゆっくりと20回程度繰り返す

＊『ハイソックス』をはく

“脚絆《きゃはん》”や“ゲートル”をご存じでしょうか。昔なら飛脚や軍人、現代なら鳶《とび》の職人やお神《み》輿《こし》を担ぐ人などが愛用している「すね・ふくらはぎ」を包む被服のことです。

これは外傷を防ぐ以上に、血流改善の目的で使われています。

ふくらはぎは、心臓から遠い足先の血液を心臓に戻すポンプの役目をしているので、この部位を包んで温め、適度に圧迫していると下肢のうっ血を防ぐことができて、長く走るなどしても疲れにくいことが暮らしの知恵として知られ、ユニホームになったのです。

この考え方の応用で、仕事や家事をする間、ハイソックスをはきましょう。

心臓からいちばん遠い足先の血流、全身の血行改善に一役。ソックスのゴムの部分が、ふくらはぎのもっとも太い部分あたりをホールドするようにはくと効果的！

足先に触って冷たい人には、男女ともアスリートも愛用するスポーツ用の厚手タイプがおすすめです。靴はワンサイズ上をはきましょう。

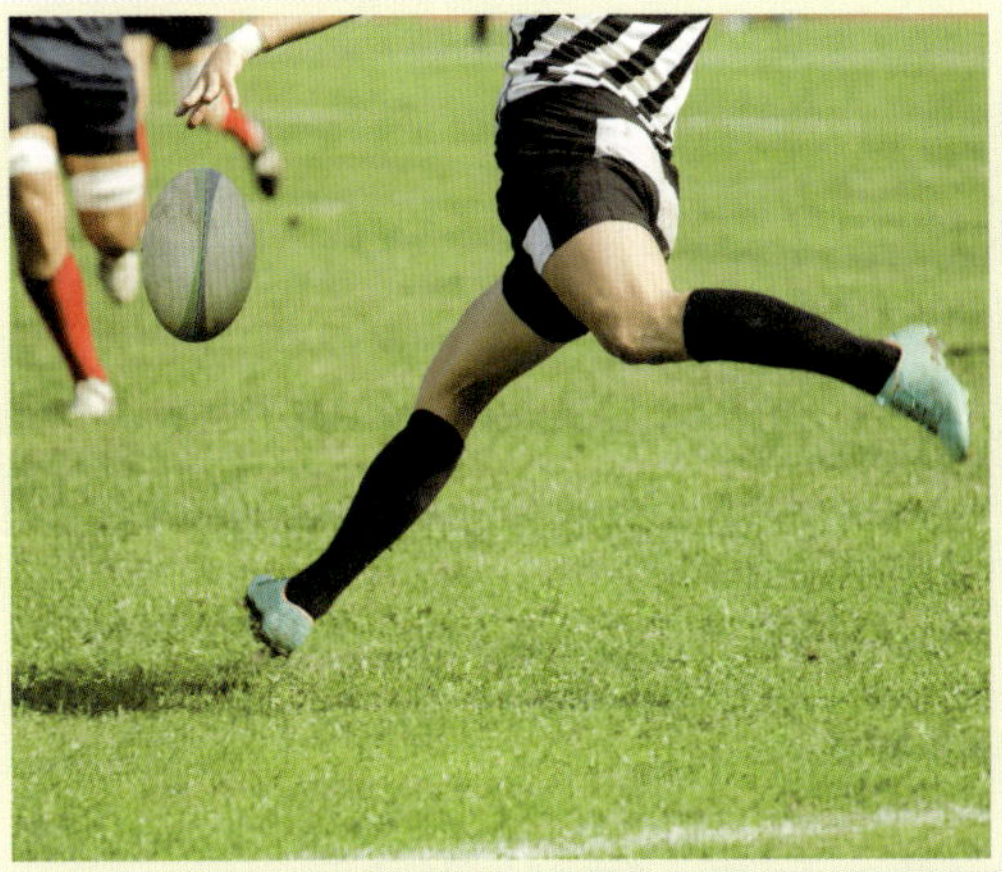

*『の』の字マッサージをする

お通じの調子がいいことも、血圧の急上昇予防に重要です。和式トイレでしゃがむと、姿勢を保とうとするだけで血圧が上がります。さらに排便のためにいきむと、血圧は急上昇。呼吸をして再びいきむと、乱高下。足先（末端）の血流も悪化します。

いきまずにすっきり排便できるように、暮らしの中で備えておきましょう。備えの基本は第1に、毎日、排泄を助ける食物繊維が豊富な野菜や果実をしっかりとること。食物繊維は腸内の善玉細菌を増やします。

そして第2に規則正しい排便習慣をもつこと。便意がある・なしは別として、必ず一定の時間にトイレに行くようにしましょう。

「の」の字マッサージ

STEP① あお向けに**寝転び、両ひざを立てる**

STEP② **腹の上に両手の指**を重ねる

STEP③ へその上あたりを起点として、**腹の上に「の」の字を描くように指圧**する

STEP④ お風呂の中なら、**シャワーヘッド（湯圧）**を利用するのもOK

＊『筋肉の緊張』をほぐす

血圧が高めの人には、肩こりを感じている人が少なくありません。現代生活では、パソコンを一日中扱うなどして同じ姿勢を続けることで、こっている人も多いでしょう。中には頭痛など、不快な症状を感じる人もいます。

そのほとんどは本来のラクで自然な姿勢に反して、首のカーブが崩れ、周囲の筋肉が緊張して、血流が悪くなっているからです。

肩こりがクセになっている人は、予防的に正しい姿勢を心がけ、同じ姿勢を続けず、ひと休みの都度、指圧やのび、ストレッチをして、そもそもこらないように注意するのも必要です。指圧やのび、ストレッチは呼吸を止めず、気持ちよさを感じる程度で行いましょう。

首をほぐす指圧

STEP① 後ろ手に、手と反対側の**首筋(うなじ)を指でとらえる**

STEP② **肩に近い方から、上(頭)に向かって**指圧する

STEP③ 反対の手で**逆側も**行う

STEP④ 指圧は気持ちいい程度に、**力を入れ過ぎないこと**

夏と冬 血圧変動が激しい！気をつけるタイミングランキング

夏

1位 汗をかき、脱水の危険があるとき

脱水状態になり、血液が濃くなると血圧が上がる。加齢とともに喉の渇きを感じにくくなるので、早め早めの水分補給をしよう

2位 暑い戸外から冷房が効いた室内に入るとき

急に血管が収縮すると血圧が上がる。外出時はショールやカーディガンなど、寒さを感じたらぱっとはおれる一枚を携帯しよう

3位 冷房をつけっぱなしで長時間寝ている

本来、睡眠中の血圧は下がるが、体の芯まで冷えると全身の血管が収縮して血流が滞り、血圧が上がる。寝入る頃にはオフ設定に

COLUMN

血圧をセルフコントロールする上では、急な激しい変動は避けたいもの。

98ページで紹介しているように朝・昼・夜それぞれに急上昇を招きやすいポイントがあるので、気をつけて暮らしましょう。

一方、季節によって変動が激しくなる生活シーンもあります。これも心にとめておき、用心が必要です。

また海外旅行に行く場合、日本と現地の気候の差が大きく、血圧に影響することがあるので、暑さ寒さ対策は万全に。

冬

1位 脱衣所やトイレなど、屋内の寒い場所で服を脱ぐとき

急に血管が収縮すると血圧が上がる。他の部屋と同様に脱衣所内やトイレ内、便座を暖房、トイレまでの廊下も気をつけて

2位 暖かい室内から寒い戸外へ出るとき

1位と同様に、急に血管が収縮して血圧が上がる。首のつく部位(首、手首、足首)は温かくガードして外出しよう

3位 起床後、冷たい水で顔を洗うとき

手先、足先など体の末端を急に冷やすと血圧は上がり、血流も滞る。洗顔だけでなく炊事もぬるま湯を使おう

年

日付	／ （　）	／ （　）	／ （　）	／ （　）	／ （　）	／ （　）	／ （　）
血圧 測定時間 （mmHg）	朝（　：　） ／ 夜（　：　） ／	朝（　：　） ／ 夜（　：　） ／	朝（　：　） ／ 夜（　：　） ／	朝（　：　） ／ 夜（　：　） ／	朝（　：　） ／ 夜（　：　） ／	朝（　：　） ／ 夜（　：　） ／	朝（　：　） ／ 夜（　：　） ／
脈拍数	朝 （　：　） 回 夜 （　：　） 回	朝 （　：　） 回 夜 （　：　） 回	朝 （　：　） 回 夜 （　：　） 回	朝 （　：　） 回 夜 （　：　） 回	朝 （　：　） 回 夜 （　：　） 回	朝 （　：　） 回 夜 （　：　） 回	朝 （　：　） 回 夜 （　：　） 回
体重	kg	kg	kg	kg	kg	kg	kg
運動							
体調							
memo							

腹囲は２週間に１度程度の記録を。体組成計がついている体重計を利用しているなら、筋肉量や体脂肪率をメモ欄にレコードして、体重管理の参考にしよう

血圧記録ノート

毎日朝・夜2回、家庭で血圧を正しく測ろう

年

日付	／（　）	／（　）	／（　）	／（　）	／（　）	／（　）	／（　）
血圧 測定時間 (mmHg)	朝（　：　） ／ 夜（　：　） ／	朝（　：　） ／ 夜（　：　） ／	朝（　：　） ／ 夜（　：　） ／	朝（　：　） ／ 夜（　：　） ／	朝（　：　） ／ 夜（　：　） ／	朝（　：　） ／ 夜（　：　） ／	朝（　：　） ／ 夜（　：　） ／
脈拍数	朝（　：　）回 夜（　：　）回	朝（　：　）回 夜（　：　）回	朝（　：　）回 夜（　：　）回	朝（　：　）回 夜（　：　）回	朝（　：　）回 夜（　：　）回	朝（　：　）回 夜（　：　）回	朝（　：　）回 夜（　：　）回
体重	kg	kg	kg	kg	kg	kg	kg
運動							
体調							
memo							
腹囲	cm						

体調は評価基準を○×△など自分で決めてマーキングを。メモ欄にライフイベント（健康診断、飲み会、残業、睡眠不足、歩いた時間・歩数など）を記入しておくと健康管理の参考になる！　18ページを読んで利用を
脈拍の正常値は男性で60〜90、女性で70〜100

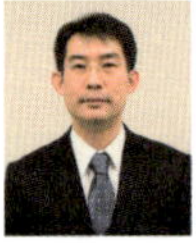

岩《いわ》嶋《しま》義《よし》雄《お》

国立循環器病研究センター病院
高血圧・腎臓科 医長

日本内科学会認定内科医・指導医、日本高血圧学会専門医・指導医・評議員、日本老年病学会 老年病専門医・指導医、日本循環器学会循環器専門医、日本医師会認定産業医、アメリカ心臓協会フェロー（FAHA）、アメリカ心臓病学会フェロー（FACC）。

国立循環器病研究センター病院：http://www.ncvc.go.jp/hospital/

自力で血圧を下げる30の法則

2016年9月29日　第1刷発行
2021年9月20日　第3刷発行

著者　岩嶋義雄

発行人　蓮見清一

発行所　株式会社宝島社
〒102-8388
東京都千代田区一番町25番地
電話　営業03-3234-4621
　　　編集03-3239-0927
https://tkj.jp
振替　00170-1-170829 ㈱宝島社

印刷・製本　日経印刷株式会社

Printed in Japan
ISBN 978-4-8002-5980-6

STAFF

編集	中村直子、宮本香菜（宝島社）、浅郷浩子
構成	SAMOA
カバーデザイン	鈴木貴之（RCE）
中面デザイン	和泉和彦、青木省悟、鈴木真里 香山 大、関 朋美、縣 早紀、会田和弘（ma-h gra）
マンガ	アベクニコ

※ 本書は、弊社より2015年8月に発行したTJ MOOK『自力で血圧を下げる本』を改訂、改題し、書籍化したものです。
※ 著者肩書きは初版当時のものです。